Dietrich Volkmer

Homöopathie

und

Zahn-Heilkunde

Tipps, Anregungen, Hinweise

Dietrich Volkmer

Homöopathie

und

Zahn-Heilkunde

Tipps, Anregungen, Hinweise

Die Deutsche Nationalbibliothek verzeichnet diese
Publikation in der Deutschen Nationalbibliografie;
Detailierte bibliografische Daten sind im Internet über
http://dnb.ddb.de abrufbar

Text, Layout und Umschlaggestaltung
Dr. Dietrich Volkmer
www.literatur.drvolkmer.de

Internet-Seiten
www.drvolkmer.de   www.literatur.drvolkmer.de
www.buchtipps.drvolkmer.de

Herstellung und Verlag
BoD Books on Demand
Norderstedt
Printed in Germany

ISBN 9783837094015

Ich hoffe, daß es mir nach dreifacher Durchsicht gelungen ist, sämtliche Feh-
ler auszumerzen. Wenn nicht, bitte ich um Nachsicht

Inhaltsverzeichnis

Einleitende Gedanken

Naturheilkunde und Homöopathie sind Themen, die während einer universitären Ausbildung so gut wie keine Erwähnung finden. Ja, diese Methoden werden von vielen Universitätsprofessoren und Dozenten aufs heftigste bekämpft und verunglimpft.

Und so gibt es eine Unmenge von orthodoxen Lehrern in der Medizin, die mit den Begriffen der Statistik und des naturwissenschaftlichen Beweises wie vor hundert Jahren auf Tournee gehen und Applaus bei denen ernten, die ihre eigene geistige Unbeweglichkeit in akademischen Galionsfiguren wiederfinden wollen.

Welch eine Herabsetzung des Wesens Mensch, das nach deren Ansicht nichts weiter als eine Summation und Anhäufung biochemischer und physikalischer Prozesse ist.

Selbst so unendlich komplexe Geschehnisse wie Gefühle und Gedanken sind womöglich eine Art Produkt, das irgendwelche Zellen oder Organe absondern, dessen biochemische Reaktionen es nur noch zu finden und zu erforschen gilt. Die Zahl der Patienten, die sich enttäuscht von dieser Schulmedizin abwenden, die ihnen außer Stahl, Strahl, Chemie und wenig Worten nichts zu bieten hat, nimmt ständig zu.

Sie alle sind auf der Suche nach anderen Behandlungsmöglichkeiten ohne das teilweise ungeheure Nebenwirkungsarsenal, das häufig im Menschen mehr anrichtet als die gewünschte Wirkung.

Homöopathie ist eine Findungs-Kunst.

Nicht jeder ist ein Homöopath, der sich so nennt oder nennen lässt.Der Laie und leider auch der unkundige Mediziner tendiert dazu, alles mögliche und Unmögliche unter der Generalrubrik "Homöopathie" unterzubringen.

Um nur einiges zu nennen: Kräutertees, Pflanzensalben, Darmsymbioselenkung, Fasten, Ernährungstherapien haben in ihrer Reinform mit Homöopathie nichts, aber auch gar nichts zu tun. Auch Eigenbluttherapie, Ozonbehandlung, Blutwäsche, Chiropraktik, Akupunktur, Schröpfen sind Lichtjahre von der Idee des Samuel Hahnemann entfernt.

Ergänzend sei jedoch eingeräumt: Alle diese Verfahren können mit Sicherheit eine wertvolle Bereicherung durch die Homöopathie erfahren. Umgekehrt gilt: Ein Großteil dieser Methoden kann die Homöopathie in ihrem Wirkungsansatz unterstützen.

Homöopathie selbst ist ein schwieriges Unterfangen, da es gilt, den Leidenden, den Patienten in seiner Gesamtheit zu sehen. Ein wahrer homöopathischer Therapeut lernt nie aus, denn diese Art von Heilkunst ist ein lebenslanger Lernprozess.

Um es gleich in der Einleitung zu fixieren: Homöopathie macht ihren Gegenpol, die Allopathie, nicht überflüssig. Alles auf dieser Welt hat seinen Sinn und seine Berechtigung, auch die Allopathie - sonst gäbe es sie nicht. Es gibt in diesem Kosmos nichts Sinnloses.

Nur in dem Umfang ihrer Anwendung, in der Maßlosigkeit ihrer Ansprüche überzieht sie bei weitem die ihr zugedachte Rolle.

Auch die Homöopathie hat ihre Grenzen, worauf wir später noch ausführlich eingehen wollen.

Leider gibt es auch in der Homöopathie Fanatiker, die partout mit dem Kopf durch die Wand wollen und sich ideen-verhafteter als Hahnemann gebärden, ohne seine Fähigkeiten und vor allem seine Genialität aufzuweisen.

Homöopathisch tätige Therapeuten, die alles ausschließlich mit ihren Möglichkeiten lösen wollen, schaden nur der gesamten Bewegung.Das soll keine Nestbeschmutzung sein, sondern eine Art kritisch-positive, notwendige Auseinandersetzung mit dem Titel-Thema. Schwülstiges Pathos und unreflektierte Glorifizierung nützen niemandem.

Hauptanliegen dieses Buches ist die Umsetzbarkeit in die Praxis. Mein Wunsch ist es, dem Neueinsteiger wenigstens einige Tipps und Hinweise zu geben, die ihm einen Einstieg ermöglichen und gegebenenfalls erhoffte und unverhoffte Erfolgserlebnisse verschaffen.

Ähnlich verlief auch mein erster Kontakt mit der Hahnemann'schen reinen und medizinischen Lehre.

In meiner früheren Praxis entwickelte sich eine Art Frustration über die - wie ich damals dachte - unzulängliche konventionelle universitäre Ausbildung, die mich in so vielen Fällen einfach im Stich ließ, die mir nur Standardtherapien lieferte, ohne auf das Individuum eingehen zu können, ja, die mir so oft das Gefühl der Hilflosigkeit gab, die so weit ging, dass ich dem Patienten die Schuld für Komplikationen geben wollte, die außerhalb seiner Beeinflussbarkeit lagen.

In diesem Tal der Resignation war die Homöopathie für mich so etwas wie ein lang ersehnter und willkommener Quell der Hoffnung. Befremdlich erschien mir nur die Repertorisation, d. h. das Finden des geeigneten Mittels, wobei man unter einem bestimmten Symptom nachschlägt und sich zur großen Überraschung einem Wörter-Bandwurm von dreißig bis vierzig Mitteln gegenübersieht.

In dieser Phase war für mich die Auseinandersetzung mit dem Symbol- und Archetypen-Denken von C. G. Jung, mit der abendländischen Vier-Elementen-Lehre und der psychologischen Astrologie eine wertvolle Hilfe, da diese Denk-Gebäude mir häufig einen leichteren Zugang zum Wesen der Homöopathie verschafften.

Die Elektro-Akupunktur, speziell das VEGAtest-Verfahren, bildete einen weiteren Erfahrungsmeilenstein.Es ist mir häufig vergönnt gewesen, Patienten mit den Mitteln der Homöopathie zu helfen, die zuvor lange Irrfahrten hinter sich hatten, gegen die die homerische Odyssee nur eine Kreuzfahrt auf einem Urlaubsdampfer ist. (Der große, wahrscheinlich auf Chios geborene Ependichter möge mir diesen banalen Vergleich verzeihen.)

Von diesen Erfahrungen möchte ich ein wenig in diesem Buch

schildern, um anderen Kollegen, die ebenfalls auf der Suche sind, hilfreich zur Seite zu stehen. Zum anderen denke ich auch an meine Kursteilnehmer, die zwar die in Deutschland angebotenen Homöopathie-Grundkurse absolviert hatten, mir aber gestanden, die Verbindung zur Alltagspraxis nur relativ schwer knüpfen zu können.

Einen kleinen Wermutstropfen muss ich allen Lesern gleich am Anfang präsentieren: Wir leben in einer schnelllebigen Zeit. So kann es oft vorkommen, dass hervorragende Mittel aus Kostengründen oder Aspekten der Rationalisierung vom Markt verschwinden, eine Tatsache, die viele Behandler gerade in der letzten Zeit schmerzlich verspüren mussten. Um so mehr, da man als Verordner nicht immer direkt davon erfährt und erst durch einen etwas peinlichen Anruf von der Apotheke davon in Kenntnis gesetzt wird.

So ist von mir vor einer Reihe von Jahren ein ähnliches Buch zum Thema Homöopathie herausgekommen. Beim erneuten Durchlesen stellte ich fest, daß eine große Anzahl dort erwähnter Homöopathika und naturheilkundlicher Mittel nicht mehr lieferbar waren oder neue Namen erhalten haben. So muß ich mit der Einschränkung leben, daß sich auch in diesem Buch Mittel befinden, die eventuell in zehn oder fünfzehn Jahren nicht mehr lieferbar sind. Auch die Firmen, die Homöopathika herstellen, müssen rechnen und wenn sich ein Mittel eben nicht gut verkauft, dann wird verständlicherweise der Rotstift angesetzt.

Aber Leben bedeutet nun einmal Wandlung, und so muss man auch mit diesen Misshelligkeiten zurechtkommen.

Was ich Ihnen allen, die Sie dieses Buch Lesen, nicht ersparen kann, ist die zeitlich aufwendige und intensive Arbeit an diesem Thema. Es ist kein Spaziergang, aber Sie werden dafür sicher in Ihrer Praxis und hoffentlich in Ihrer Familie (dort ist es meistens schwerer) durch zufriedene Patienten belohnt werden.

Sie wissen ja: Zufriedene Patienten sind die beste Reklame für Sie. Der Patient als solcher ist auch einer der Motivationsgründe für dieses Buch.

Die unbeugsamen und nicht lernfähigen Ärzte sind noch sehr zahlreich. Das zeigt der Ausspruch eines Orthopäden aus dem Großraum Frankfurt: „Homöopathie ist Volksverdummung!"

Deren Patienten müssen die Chance der weitergehenden Information und des Anstoßes zur Selbsthilfe erhalten.

Möge dieses Buch denjenigen in die Hände fallen, ganz zufällig oder nach langer Suche, die es als Anregung gerade benötigen.

Das Buch ist nicht ausschleißlich für Zahnärzte gedacht, sondern ebenso wie mein Buch „Gesunde Zähne bis ins Alter" auch für den interessierten Laien und / oder Patienten gedacht.

Bad Soden, im Frühjahr 2016

Dr. Dietrich Volkmer

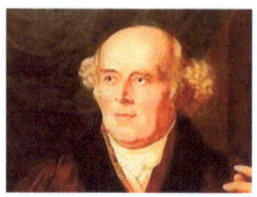

Samuel Hahnemann
Der Begründer der Homöopathie

Drei Dinge mmachen einen guten Meister:
Wissen, Können und Wollen
                    Sprichwort

Ihre Enstehung verdanken die Meisterwerke
dem Genie, ihre Vollendung dem Fleiß
                    Joseph Joubert

Der Mensch ist manchmal seines Schicksals
Meister
            Shakespeare, in Julius Caesar

Geschichte der Homöopathie

Das Prinzip der Homöopathie ist so alt wie dieses Universum.

Der Begründer der Homöopathie, Dr. Samuel Hahnemann, hat es nicht erfunden. Vielmehr ist er derjenige gewesen, dem es vom Schicksal her vergönnt war, die Regeln und Gesetzmäßigkeiten der Homöopathie zu finden oder zu entdecken und in Worte zu kleiden.

Vor ihm haben andere dieses kosmische Muster erahnt, z. B. Paracelsus, konnten es aber nicht mit jener Perfektion in die Welt bringen, wie es Hahnemann gestattet war.

Das Leben Hahnemanns ist ein buntes Kaleidoskop, voller Unruhe und Wanderungen, voller Starrsinn und Opposition gegenüber der damals in der Tat recht einfallslosen Lehrmedizin und durchzogen von der großen Idee, die wie ein Fanal an seinem Gedankenhimmel stand.

Es gehörte in der Tat eine ungeheure Kraft und ein unerschütterlicher Glaube dazu, durch alle Tiefen des Lebens, all den Entbehrungen, allen Anfeindungen und Verleumdungen zum Trotz seiner Vorstellung vom Ähnlichkeitsprinzip treu zu bleiben.

Dem astrologisch Interessierten wird das Muster seiner Persönlichkeit ungleich klarer, wenn er einen Blick auf das Horoskop Hahnemanns wirft.

Der Aszendent Schütze zeigt seine Anlagen. So eine kosmische Regieanweisung zeugt nicht gerade von einem kleinkarierten Denken, sondern tritt schon mit einem großen Anspruch an die Welt heran. Klotzen statt Kleckern ist angesagt, würde man heute auf Neudeutsch sagen.

Die Sonne, die die Bühne des Lebens repräsentiert, steht im Widder. Ähnlich wie die antike Ramm-Maschine pflegt so ein Mensch in manchen Situationen mit dem Kopf durch die Wand zu gehen und emotionell feurig zu reagieren. Quasi als krönende Zugabe, die allem noch die nötige Würze verleiht, steht fast exakt auf dem Aszendenten noch der Pluto, der dem Horoskopeigner die Ideenverhaftetheit und den Fanatismus sehr ausdrücklich in die Wiege legt.

Samuel Hahnemann wurde 1755 geboren, im gleichen Jahr wie Maria Antonia, die später als Marie Antoinette tragischerweise ihren Tribut an die Guillotine der französischen Revolution zahlen musste.

Nach einer kurzen zweiten Ehe, die Hahnemann als Achtzigjähriger mit der um rund vierzig Jahre jüngeren Melanie d'Hervilly einging, verstarb er 1843 in Paris.

Wer sich näher für sein Leben interessiert, der möge sich von der Firma DHU, Karlsruhe, die Vita Hahnemanns senden lassen. Weitaus plastischer und eindrucksvoller jedoch ist das Werk von Herbert Fritsche über den Entdecker des homöopathischen Prinzips.

Den Initialfunken beim Weg zum Simile gab die Übersetzung der "Materia medica" von Cullen aus dem Englischen.

Darin war die für Hahnemanns Leben entscheidende Beobachtung enthalten: China-Rinde, das damals einzige Mittel bei Malaria, ruft beim Gesunden ähnliche Symptome hervor wie die Erkrankung selbst.

Hahnemann machte seinen ersten Selbstversuch. Später wurde die gesamte Familie in weitere Arzneimittelversuche einbezogen. Wir wissen nicht, wann eigentlich genau die Eingebung Hahnemann überfiel, nicht nur zu verdünnen, sondern zusätzlich zu potenzieren.

1796 ist in seinen Werken erstmals die Rede von der dynamischen oder potenzierten Arznei.

Erkenntnisse kommen und gehen. Was heute in der technisierten Medizin als modern gilt, trägt bereits das Flair des Veralteten in sich und ist morgen bereits Schnee von gestern., Die sich in der letzten Zeit häufenden „Unfälle" mit allopathischen Mitteln sind zudem ein beredtes Zeugnis für die zeitlich schnelle Hinfälligkeit (um nicht in irgendwelche Rechtsprozesse hineingezogen zu werden, wird auf

14

Namen und Firmen bewusst verzichtet) Die Homöopathie hingegen, jene blitzartige geniale Intuition in der rechten Hirnhemisphäre des großen Einzelnen, lebt unverändert aktuell fort und findet im beginnenden Zeitalter des Wassermanns tagtäglich weltweit immer mehr Anhänger.

Verdünnen oder Potenzieren?

Diese Frage scheidet bereits die Geister.

Auf der einen Seite stehen die Vertreter der orthodoxen Medizin, der strengen wissenschaftlichen Lehre der Universitas verschrieben. Ihrer Ansicht nach ist es unmöglich, die Wirkung eines Heilmittels zu erhöhen, indem man es verdünnt, wie sie sagen.

Das Potenzieren verstehen sie noch viel weniger.

Und so vermuten sie hinter allem eine Placebo-Wirkung, Scharlatanerie, Humbug oder gar Rückfall ins finsterste Mittelalter.

Richtig suspekt wird es aber bei den so genannten Hochpotenzen ab D 30, in denen aller Wahrscheinlichkeit nach kein einziges Molekül der Ausgangssubstanz mehr vorhanden ist. Diesen Mitteln noch eine Wirkung zuzuschreiben - das muss wahrhaftig etwas mit Aberglauben zu tun haben. Man kann mit Gewalt aus einem Saulus keinen Paulus machen, und so muss man eben mit den Gegnern der Homöopathie leben.

Auf der anderen Seite befinden sich die Anhänger Samuel Hahnemanns, die tagtäglich in ihrer Praxis die Gedanken ihres geistigen Ziehvaters nachzuvollziehen bemüht sind.

In der Tat, es gibt einen großen Unterscheid zwischen Verdünnen und Potenzieren. Die immer wieder vorgetragene These, ein paar Tropfen in den Bodensee könnten doch wohl keine Wirkung haben, wird damit voll und ganz gegenstandslos.

Verdünnen

Eine Ausgangssubstanz wird im bestimmten Verhältnis bzw. in bestimmten Schritten durch Zugabe eines Verdünnungsmittels „gestreckt".

Je nach Verdünnungsgrad wird die Anzahl der Moleküle des Ursprungsmediums immer geringer.Potenzieren

Nur ein einziger, augenscheinlich geringer Unterschied ist es, der „Verdünnen" und „Potenzieren' trennt. Aber dieses Procedere ist von eminenter Bedeutung.

Nach jedem Verdünnungsvorgang wird das neu entstandene Gemisch durch ungefähr zehn kurze, ruckartige Schüttelschläge "verschüttelt" und damit in einen neuen energetischen Zustand versetzt.

Bis zur D 23 spielt die naturwissenschaftliche Medizin mit arg gerunzelten Augenbrauen noch mit, denn die Loschmidt'sche Zahl besagt, dass in jedem Mol eines chemischen Mittels ungefähr 6 x 1023 Moleküle vorhanden sind. Misstrauisch werden die Gegner der Homöopathie aber bei der dreißigsten, hundertsten, tausendsten etc. Potenz, die keine Ausgangsmoleküle mehr enthalten kann.

Dennoch prangen auf den Fläschchen noch Namen wie Arnica, Belladonna oder Lachesis.

Wie kann man das überhaupt noch vertreten?

Handelt es sich nicht gar um Betrug am Konsumenten oder Patienten?

Es ist immer schwer, Dinge in Worte zu kleiden oder in die Bildhaftigkeit zu bringen, die im Grunde nicht beschreibbar sind bzw. sich einer direkten Imagination entziehen. Betrachten Sie daher die folgenden Erklärungsmuster als eine Metapher, eine hilflose Art von Gleichnishaftigkeit.

Das, was wir Welt, Kosmos oder Universum nennen, ist ein hierarchisches System. Fassbare, greifbare Dinge, die zudem in die Sichtbarkeit getreten sind, stellen die unterste Stufe dieser Ordnung dar - wir haben dafür den Namen Materie geprägt.

Denen, die immer überheblich die unterste Stufe der Schöpfung als etwas Minderwertiges darstellen, die es schnellstmöglich wieder zu verlassen gilt und die in „höhere" Ebenen, was immer das sein mag, zu entfliehen versuchen, möchte ich ins Stammbuch schreiben:

Hören wir auf zu werten! Nehmen wir die Materie als das, was sie ist: Als eine Emanation des Schöpfers und somit als heilig. In jeder Zelle des Menschen waltet ein ordnendes, gestaltendes Prinzip.

Auch wenn die indische Religionsphilosophie diese Welt als Maya, als Schein abtut: Täuschen wir uns nicht. Sie hat doch eine Unmenge von harten Kanten und scharfen Ecken, die uns im wahrsten Sinne „Kopf-Zerbrechen" und Schmerzen bereiten können.

Ohne in noch weitere Details zu gehen, wollen wir eines postulieren: Geistige (unsichtbare) Prinzipien oder Schichten sind der Materie übergeordnet, oder:

Materie ist „ausgedünnter" Geist (so merkwürdig das klingen mag). Sie werden nun sicher fragen, was diese Betrachtungen mit der Homöopathie und ganz speziell mit der Potenzierung zu tun haben. Außerordentlich viel, wie wir jetzt sehen werden.

Rufen Sie sich noch einmal das Procedere in Erinnerung, worin sich das Potenzieren vom Verdünnen unterscheidet.

Es ist das Verschütteln.

Da in fast allen Lehrbüchern der Homöopathie auf das Eigentliche, das Wesentliche überhaupt nicht eingegangen wird, will ich es etwas näher erläutern.

Irgendwie hat mich dieses Phänomen immer beschäftigt und so habe ich mir meine eigenen Gedanken gemacht, um dem Geheimnis nahe zu kommen. Ob diese Theorie von allen anderen akzeptiert wird, ist für mich ziemlich irrelevant.

Was passiert denn eigentlich bei diesem ominösen Verschütteln, ohne das die Homöopathie offenbar nicht auskommt? Worin liegt das Geheimnis der energetischen Veränderung?

Bei jedem Schüttelschlag wird die Materie für einen kurzen Moment in einen „unirdischen" Zustand versetzt. Es ist das Ereignis

17

der Schwerelosigkeit. Für den Bruchteil einer Sekunde ist die Erdenschwere aufgehoben und damit die Gravitation außer „Kraft" gesetzt.

Die Gravitation ist jene physikalische Größe, so glaubt man zumindest, die man zwar berechnen kann und deren Auswirkungen wir bei jedem Fall so deutlich spüren, deren ureigenstes Wesen und deren Herkunft uns aber wohl. immer ein Rätsel bleiben werden - physikalisch zumindest.

Dieser Moment der Schwerelosigkeit ist offenbar die Conditio sine qua non, um die Information oder die Kraft, die in der Materie steckt, in immer reinerer Form auf ein anderes Medium, meist Wasser oder Aethylalkohol, zu übertragen.

Die Moleküle erfahren dabei ebenfalls eine Veränderung - aber davon soll später die Rede sein.

Wir können dieses Vorgehen mit einem anderen Wort als Löse- und Bindeprozess bezeichnen.

Die Information, die in jedem Atom, jedem Molekül., jeder Pflanze, jedem Lebewesen steckt, wird nach und nach auf eine andere Trägersubstanz aufmoduliert.

Mit jedem Potenzierungsschritt wird der materielle Anteil geringer, aber der informative Charakter stärker.

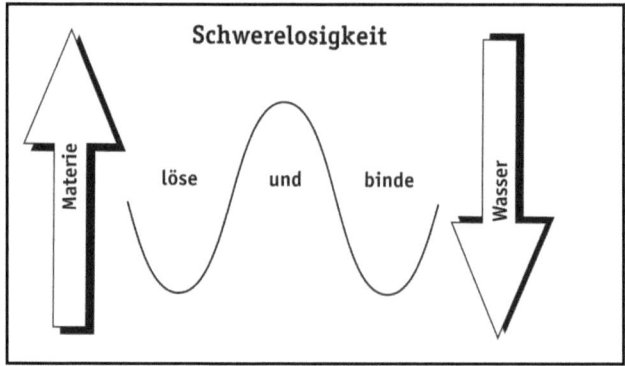

Abb. 1 Prozess oder Prinzip der Verschüttelung

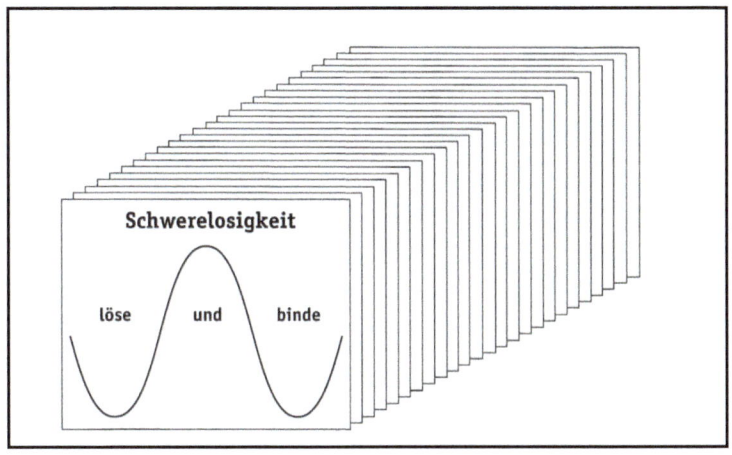

Abb. 2 Prozess oder Prinzip der Verschüttelung

Eine hohe Potenz kann daher eine enorme Auswirkung auf den ganzen Menschen haben - auf die körperliche, psychische und mentale Sphäre. Auch wenn mit chemischen Untersuchungsmethoden in dem Mittel kein einziges Molekül der Ausgangssubstanz nachweisbar ist! Denn: Die naturwissenschaftliche Sichtweise ist nur eine Betrachtungsweise der Welt, die sicher in vielen Bereichen stimmig ist, jedoch längst nicht für alle Erscheinungsmuster des Lebens Gültigkeit hat. Wissenschaftliche Untersuchungsmethoden analysieren im Grunde stets nur die Materie - der Informationsgehalt eines Trägermediums ist nicht in Erfahrung zu bringen.

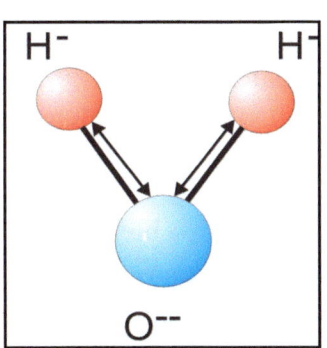

Abb. 3 Wassermolekül (Oszillationen)

So wird eine chemische Analyse einer bespielten Musik-Cassette das Chromdioxid des Bandes zu Tage fördern - die Symphonie von Beethoven oder die Rockmusik der Beatles sind

19

chemisch nicht existent.

Ein Buch kann mit noch so akribischen Methoden analysiert werden, außer Holz Druckerschwärze und Leim wird unter dem Strich nichts herauskommen.

Hermann Hesses "Steppenwolf" oder Patrick Süßkinds "Das Parfüm" bleiben - chemisch - unentdeckt.

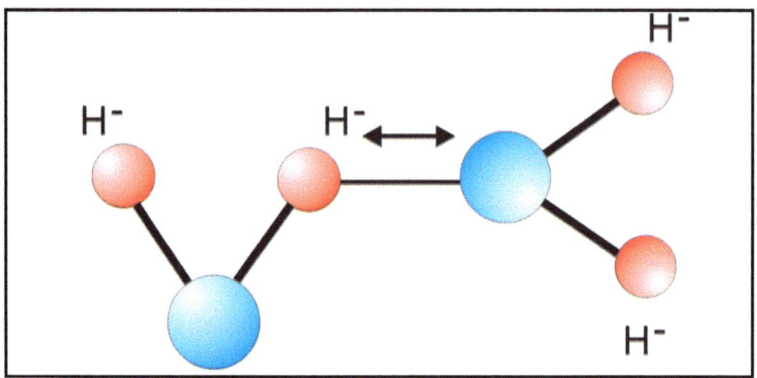

Abb. 4 Wasserstoff-Brückenbildungen

Information ist etwas Abstrakt-Nicht-Fassbares und braucht immer einen Träger oder ein Medium.

Ebenso ist es bei der Homöopathie. Je potenzierter, desto abstrakter, aber reiner und „geballter" ist die Information.

Um vom menschlichen Organismus mit all seinen Schichten „gelesen" werden zu können, muss sie an eine andere Substanz gekoppelt werden.

Wasser, um einmal beim einfachsten Medium zu bleiben, wird durch die Potenzierungsschritte ebenfalls in seinem Wesen verändert. Die chemische Formel für Wasser lautet H^2O - also zwei Atome Wasserstoff verbunden mit einem Atom Sauerstoff. Wasser, dieses für alle Lebensprozesse unentbehrliche Molekül, ist aber mehr als die bloße Agglomeration von drei Atomen.

Da die Atome verschieden geladen sind, lagern sie sich aneinander und bilden regelrechte Gemeinschaften, die bestimmte Ordnungsstrukturen aufweisen. In der Fachsprache werden sie als Cluster (Haufen) bezeichnet.

Je höher der Potenzierungsgrad, desto zahlreicher sind die Mitglieder der neu gebildeten "Gemeinschaft" und desto höher der Ordnungsgrad.

Es scheinen sich hexagonal-dreidimensionale Ketten zu bilden, die etwa an die DNA (DNS) der Erbsubstanz erinnern. Wasser wird somit zum höheren Hilfsträger homöopathischer - informativer Muster (s. Abb. 6)

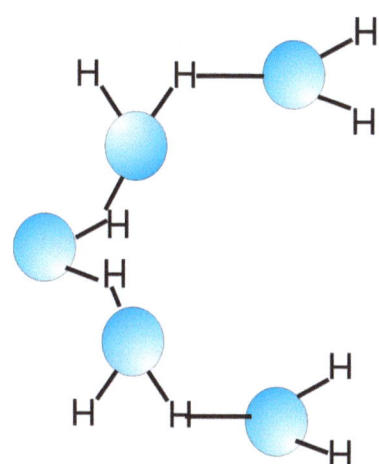

Abb. 5 Cluster-Strukturen des Wassers

Hochfrequente Strahlungen, u. a. auch die Mikrowelle, zerstören diese energetischen Gebilde.

Ein anderes Erklärungsmuster - mehr nicht - stellen die Abbildungen 7 - 9 dar.

Die in der dritten Abbildung sichtbaren Zacken sollen die stärkere Wirkung einer höheren Potenz ausdrücken.

Zum Abschluss dieses Kapitels möge eine Sichtweise der Esoterik das Spektrum der Interpretationsversuche abrunden.

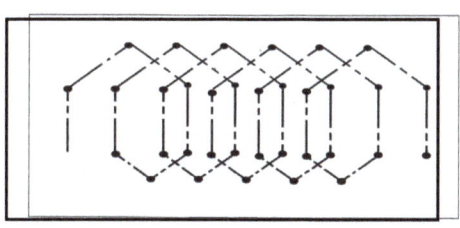

Abb. 6
Eine mögliche Struktur
für die räumliche Ausdehnung des Beispiels
aus Abbildung 5

Materie oder Substanz sind die Phänomene, die sich am weitesten von ihrer geistigen Urheimat entfernt haben, so wie es analog-verschlüsselt in der Schöpfungsgeschichte der Bibel beschrieben ist.

Homöopathie ist der Versuch, das Gefallene wieder zu erheben, es zu „veredeln", es in Richtung des ungeteilten Ursprungs zu bewegen, d.h. den Schöpfungsprozess rückgängig zu machen.

Horchen wir dazu in unsere Sprache hinein.

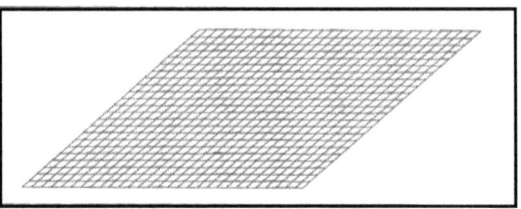

Zuvor jedoch noch einmal drei Grafiken, die den Versuch einer Erklärung für das so schwer Erkärbare darstellen sollen.

Abb. 7 Wasser ist in diesem Beispiel das Medium zum Verschüttel der Ausgangssubstanz (Urtinktur)

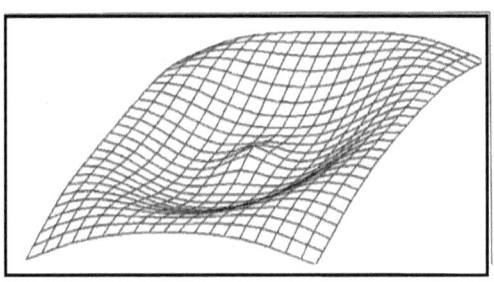

Abb. 8 Moleküle der Ausgangssubstanz lagern sich in das Raum-Gitter-Netz der Wassermoleküle ein und verändern das Gesamtbild

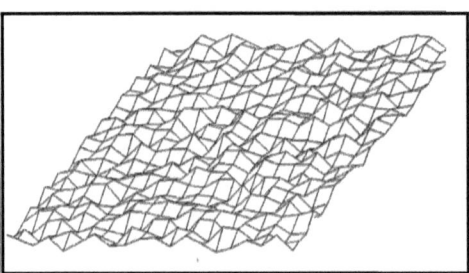

Abb. 9 Die Anzahl der Potenzierungsschritte verändert das Raum-Gitternetz der Wassermoleküle. Je höher die Potenzierung, desto höher die Wirksamkeit

22

Schöpfung, schöpfen und Wasser sind Begriffe, die eine innige Beziehung zueinander haben.

Sollte das vielleicht der geheimnisvolle Grund sein, warum Wasser eine so eminent wichtige Rolle spielt?

Der pragmatische, nur am Tun orientierte Leser wird bereits ungeduldig auf den praktischen Teil schielen.

Den nachdenklich-fragenden Leser möchte ich mit einer weiteren Überlegung konfrontieren. Weiter oben wagte ich die These, dass offenbar Schwerelosigkeit für den Prozess der Wandlung von unverzichtbarem Belang ist. Wie steht es denn nun um die Astro- und Kosmonauten, wie sie menschlich-überheblich wegen ihrer kosmischen Mikrotrips apostrophiert werden?

Sind sie eigentlich durch ihren Aufenthalt anders geworden? Mit echter Sicherheit wissen wir es nicht. Aber ein Mensch, so denke ich, der einmal die Erde aus dieser ungewohnten Perspektive mit ihrer so verletzlich-dünnen Biosphäre gesehen hat, ist nicht mehr der, der er vorher war.

Er wird mit Sicherheit zu unserem blauen Planeten, der einzigen für Menschen bewohnbaren Welt im Umkreis von Lichtjahren, eine gänzlich andere, innigere Beziehung entwickelt haben.

Die Aussagen vieler Astronauten, die vom Mond aus die Erde gesehen haben und viele Monate auf der Internationalen Raum-Station in Nahezu-Schwerelosigkeit die Erde beobachten konnten, drücken dies aus.

Verabreichungsmöglichkeiten

Die hauptsächlichen Verabreichungsformen sind:
1. Tropfen
2. Tabletten
3. Globuli
4. Ampullen
5. Salben.

Der Herstellungsmodus der Tropfen wird in einem der nächsten Kapitel geschildert. Tabletten werden durch Verreiben der Ausgangssubstanz in Milchzucker in verschiedenen Schritten hergestellt.

Globuli (Einzahl: Globulus) sind kleine Milchzuckerkügelchen, die mit der jeweiligen Potenz besprüht werden.

Die Verordnungsweise hängt vom Therapeuten und den Gegebenheiten des Patienten ab. Einem Kleinkind wird man keine Tropfen geben, da sie aus Gründen der Haltbarkeit mit Alkohol versetzt sind. Globuli sind dafür geeigneter.

Einem Patienten, der Alkoholiker war und jetzt trocken ist und auch bleiben will, wird man das Homöopathikum aus Sicherheitsgründen in Tablettenform verordnen.

Ampullenpräparate, z. B. Organpräparate, müssen nicht immer injiziert werden. Sie können auch getrunken werden.

Ein Patient, der einen empfindlichen Magen hat, kann auch einmal die perkutane Form der Salbenapplikation wählen.

* Wichtiger Hinweis für Zahnärzte:

Homöopathische Ampullen müssen nicht subperiostal injiziert werden. Es reicht völlig aus, wenn sie submucös oder intramuskulär injiziert werden. Das erspart dem Patienten unnötige Schmerzen. Einige Grundsätze sind bei der Einnahme der homöopathischen Mittel unbedingt einzuhalten:

1. Die Heilmittel sollten tunlichst vor oder in zeitlichem Ab-

stand nach den Mahlzeiten eingenommen werden. Das Essen, wenn auch für den materiellen Aufbau des Körpers unerlässlich, kann aber mit seinen relativ groben Informationen den Impuls der Homöopathika überlagern oder stören.

2. Es empfiehlt sich, die Mittel etwas im Mund zergehen zu lassen. Die Mundhöhle stellt ein hochsensibles Areal dar, in dem die Resorption der Information beginnt.

3. Nicht jeder empfindet den Alkohol der Tropfen auf der Zunge als angenehme Sensation. In diesen Fällen können die Tropfen in ein Glas stilles Wasser (wichtig: ohne die aggressive Kohlensäure) gegeben werden und wie unter Punkt 2 beschrieben eingenommen werden.

Homöopathika, Nosoden, Isopathika, Organpräparate

Zur Vertiefung des Verständnisses ist eine Definition der einzelnen Untergruppierungen von Wichtigkeit. Allzu leicht schleichen sich sonst verwaschene Vorstellungen und ungenaue Begriffe ein.

1. Homöopathika
Ausgangssubstanzen sind Mineralien, Metalle, Pflanzen, Tiere. Als Homöopathika bezeichnet man diejenigen Mittel, deren Herstellung auf Hahnemann zurückgeht. Für sie und nur für sie allein gilt der geniale, von Hahnemann als erstem in dieser Klarheit formulierte Grundsatz:

Similia similibus curentur

Zu deutsch: Ähnliches *möge* durch Ähnliches geheilt werden.

Des Lateinischen Unkundige, die zudem die Wörter Demut und Hoffnung in ihrer ganzen Dimension nicht erfasst haben, verwenden häufig das Wort: curantur. Zu deutsch: wird geheilt.

In derart einfachen Denkschablonen bewegt sich das großartige Wunder nicht, das wir - manchmal ein wenig achtlos und ohne Ehrfurcht - als Heilung bezeichnen.

Heilung enthält stets eine transzendente Komponente und ist kein mechanisches, notwendig eintretendes Ereignis. Über das weit verbreitete Anspruchsbillet, in unserem Sozialstaat Krankenschein genannt, ist dieser Prozess mit Sicherheit nicht einzuleiten.

Was verbirgt sich nun hinter diesem geheimnisvollen Satz?

Materie ist grundsätzlich giftig - es ist alles nur eine Frage der Dosis. Das gilt ausnahmslos für sämtliche Bestandteile der Welt. Ein Glas Wasser, nach einer anstrengenden Wanderung in südländischer Hitze, kann zum köstlichsten Labsal werden, das man sich in diesem Augenblick vorstellen kann. In einem See aus eben diesem Wasser kann ein Mensch ertrinken.

Eine Prise Salz auf einem Frühstücksei ist geschmacklich sicherlich reizvoll. Eben dieses Salz in ungeheuren Mengen, wie es beispielsweise im Meerwasser vorhanden ist, eingenommen, wird dem Körper zur peinigenden Qual, wie wir aus Erzählungen von Schiffbrüchigen wissen. Zudem hört man allenthalben, daß ein Zuviel an Kochsalz den Blutdruck erhöhen soll.

Jedes Mineral und jede Pflanze führt bei einer Überdosis zu bestimmten Symptomen. Kommt nun ein Kranker in eine homöopathische Sprechstunde (in der wirklich noch mit den Menschen *gesprochen* wird), der die gleichen Symptome hat wie eine bestimmte Pflanze in Überdosis hätte, dann ist diese Pflanze für diesen Patienten das Heilmittel.

Auf einen kurzen Nenner gebracht, kann man die Vorgänge wie folgt artikulieren: Dasjenige Mittel, das beim Gesunden bestimmte Erscheinungen hervorruft, ist das Heilmittel für den Kranken, der unter den gleichen Symptomen leidet. Ähnliches möge durch Ähnliches geheilt werden.

Allerdings nicht in seiner Reinform, sondern als potenziertes Mittel, als dynamisierter Extrakt.

Zum besseren Verständnis möge ein Mittel dienen. Es ist mir zwar fast peinlich, auch wieder dieses Paradebeispiel anzuführen, das in

26

so vielen Kursen dafür herhalten muss, aber es hat den unschätzbaren Vorteil der persönlichen Nachvollziehbarkeit, denn jeder hat es wahrscheinlich schon erlebt.

Zwiebeln schneiden ist wahrhaftig kein Vergnügen, besonders wenn es nicht nur bei einer bleibt. Die Augen brennen als erstes, sie beginnen zu tränen, die Nase beginnt zu laufen, ein dünnfließender heller Schnupfen ergießt sich ins Papier- oder Stofftaschentuch. Nun kommt ein Kranker in die Praxis, den eben diese Symptome von etlichen und, wie er meint, wichtigen Vorhaben ablenken. Dieser Patient braucht das Mittel, das beim Gesunden die gleichen Symptome hervorruft. Aber nicht in der eben erwähnten reinen Zwiebelform, sondern in ihrer homöopathisierten, z. B. als Allium cepa D 6.

Ein weiteres Beispiel als Intensivstütze sei gleich hinterher geschickt: Als ich Schüler der ersten Klassen war, galt es bei uns als Mutprobe, barfuss durch Brennnesseln zu laufen (Heute wird so etwas in abstrahiert-pervertierter Form als Ballerspiel am Computer abgehandelt).

Jeder von Ihnen, der einmal das (Un)Glück hatte, in die Nesseln zu fallen, dorthin also, wo sich ohnehin so viele hinsetzen, weiß, was einen danach erwartet: Rötung der Haut, quaddelartige Erhebungen, Brennen und Jucken.

Einem Kranken, der ähnliche Erscheinungen auf der Haut hat, dem ein Dermatologe womöglich mit Cortison-Salben auf die Quaddeln rücken will, kann gegebenenfalls mit den Homöopathika Urtica urens oder Urtica dioica geholfen werden.

2. Nosoden
Die Geschichte der Nosoden möchte ich Ihnen ersparen. In diesem Buch sind zunächst die Definition, später Einsatzmöglichkeiten wichtiger.

Ausgangssubstanzen sind:
Bakterien, Pilze, Viren, pathologisch veränderte Körper-Organe und

-Sekrete (sterilisiert, anschließend aufbereitet und potenziert).

Dazu ein Beispiel:

Leiden Sie unter den lästigen, immer wieder auftretenden Lippenbläschen, so wäre die Nosode Herpes simplex (als D 10 oder D 12) für Sie ein in Frage kommendes Therapeutikum.

Bildlich könnte man Nosoden wie folgt beschreiben: Dem Organismus wird nicht das (relativ grobe) Original der Bakterien oder Viren verabreicht, sondern das (potenzierte) abstrakte Bild als Information, damit er seine Abwehrmaßnahmen an diesem abstrahierten Abbild orientieren und ausrichten kann.

Somit wird die Nosode zur Vorstellungshilfe für den Organismus, um das körperfremde Störpotenzial plastischer zu sehen.

3. Isopathika

In diesem Wort stecken die Bestandteile Iso (= gleich) und pathisch (= krank).

Dieses Prinzip orientiert sich zwar am Homöopathikum, in dem die Bestandteile homöo (= ähnlich) und pathisch (= krank) enthalten sind, hat aber eine gänzlich andere Denkrichtung.

Ausgangssubstanzen sind:

Allopathika, chemische (belastende) Stoffe wie z. B. Insektizide, Pestizide, sonstige Umweltgifte, ferner zahnärztliche Materialien. Die Mittel werden aufbereitet und potenziert.

In Anlehnung an die Hahnemann'sche Regel gilt:

Aequalia aequalibus curentur.

Gleiches möge durch gleiches geheilt werden.

Im Klartext bedeutet das: Das potenzierte schädigende Agens bewirkt eine Bindung und Ausscheidung des im Körper abgelagerten Toxins. Voraussetzung dafür ist ebenso wie beim Einsatz von Nosoden eine gesunde Nieren- und Leberfunktion sowie eine ausreichende Flüssigkeitszufuhr in Form von stillem, aufnahmefähigem Wasser.

28

Ein Beispiel dazu:

Stellt sich heraus, dass ein Patient durch Holzmöbel belastet ist, die Formaldehyd abgeben, so wird man versuchen, diese Substanz durch das entsprechende Isopathikum, zum Beispiel Formaldehyd D 12 oder D 15 auszuleiten.

Dazu müssen unbedingt Nieren-, Leber- und meistens auch Pancreas-Präparate unterstützend eingesetzt werden.

4. Organpräparate

In gewissem Sinne liegt eine Ähnlichkeit zu den Nosoden vor, allerdings mit einem großen Unterschied: War es dort das Bild der Krankheit etc., das dem Organismus als Leitmotiv zur Heilung eingegeben wurde, so handelt es sich bei den Organpräparaten um ein mehr oder weniger abstraktes Bild von gesunden Organen, die den Heilungskräften wie eine Orientierungsschablone vorgehalten werden.

Ausgangssubstanzen sind:

Gesunde Organe biologisch aufgezogener Kälber, Lämmer oder Schweine (je nach Firma).

Organpräparate haben nichts gemein mit Frischzellen o. ä., sie dienen ausschließlich als energetische Leitschiene für die Regeneration und Gesundung.

Beispiele:

Hepar D 5 bei einer chronischen Lebererkrankung. Pulpa dentis D 30 bei einer akuten Pulpitis zur Schmerzbekämpfung.

In meiner Praxis sind Organpräparate ein außerordentlich wichtiger Bestandteil meiner Therapie, sowohl bei Beschwerden als auch bei der Unterstützung bei chirurgischen und kieferchirurgischen Eingriffen. Es stellt eine Optimierung der Heilung dar.

Merke:

Phytotherapeutika und Tees sind keine homöopathischen Mittel, sie können aber als Ausgangssubstanz für die Potenzierung dienen.

Potenzierungen

Wer das erste Mal in homöopathische Bücher hineinsieht, mag etwas verwirrt sein. Da steht vor der Zahl einmal ein großes D, ein andermal wiederum ein C oder ein LM oder Q. Hierbei handelt es sich um Angaben über die Verdünnungsgrade bei jedem Potenzierungsschritt.

Im deutschen Sprachraum sind die D-Potenzen (von Dezimal) am häufigsten, so dass daran das Prinzip der Verschüttelung beschrieben werden soll.

D-Potenzen

1 Teil Arnica (Urtinktur) + 9 Teile Wasser = Arnica D 1
1 Teil Arnica D 1   + 9 Teile Wasser = Arnica D 2
1 Teil Arnica D 2   + 9 Teile Wasser = Arnica D 3
1 Teil Arnica D 3   + 9 Teile Wasser = Arnica D 4
1 Teil Arnica D 23 + 9 Teile Wasser = Arnica D 24
usw.

Der Vollständigkeit halber sei noch einmal darauf verwiesen, dass jedes = Zeichen immer den Akt der Verschüttelung beinhaltet.

C-Potenzen

1 Teil Urtinktur mit 99 Teilen Lösungsmittel versetzt usw.
C-Potenzen (von centum = lat. hundert) sind im französischen, englischen und indischen Sprachraum geläufig.

LM-Potenzen

1 Teil Urtinktur mit 50.000 Teilen Lösungsmittel versetzt usw.
LM-Potenzen zeichnen sich dadurch aus, dass mögliche Erstreaktionen milder verlaufen als bei D- und C-Potenzen.

Welche Potenz bei akuten und chronischen Erkrankungen?

Echte Homöopathen sind Individualisten. Sie sind daher oft nur schwer in bestimmten Normierungen oder Kategorien unterzubringen. Daher ist alles in diesem Kapitel Gesagte nur als grobe Leitlinie bzw. als approximatives Verordnungsmuster anzusehen.

Da die im Kapitel zuvor angegebenen Unterformen der Homöopathie verschiedene Potenzierungen bei gleichen Erkrankungen erfordern, will ich sie auch im einzelnen abhandeln.

Besonders der homöopathische Novize sollte dieses Kapitel recht genau studieren.

1. Homöopathika

Akute Erkrankungen erfordern niedrige Potenzierungen. Chronische Erkrankungen erfordern hohe Potenzierungen.

Beispiel: Ein akuter fiebriger Infekt wird der Gabe von Belladonna D 8 bedürfen.

Um die Auswirkungen einer lange bestehenden chronischen Tonsillitis zu kupieren, wird man u. a. zu Mercurius solubilis D 15 oder D 30 greifen.

2. Organpräparate

Beim Einsatz dieser Heilmittel gilt es umzudenken, denn die Potenzierung ist genau umgekehrt wie bei den Homöopathika. Akute Erkrankungen verlangen hohe Potenzierungen. Chronische Veränderungen erfordern niedrige Potenzierungen.

Beispiel: Bei einer akuten Tonsillitis wird man Tonsillae palatinae D 20 oder D 30 einsetzen.

Im Fall von chronisch veränderten Tonsillen wird man eher zu den Tiefpotenzen Tonsillae palatinae D 5, D 6 oder D 8 greifen.

3. Nosoden

Beim Einsatz von Nosoden gibt es unbedingt folgendes zu beachten: Je niedriger die Potenz, desto höher der Gehalt an Ausgangs-

31

substanz und desto höher auch die Möglichkeit, Reaktionen hervorzurufen.

* Akute Erkrankungen: Tiefere Potenzen wie D 8, D 10

* Chronische Erkrankungen: Höhere Potenzen wie D 30, D 60

4. Isopathika

Sinngemäß gelten die Aussagen, die über die Nosoden getroffen wurden.

* Akute Erkrankungen: Tiefere Potenzen wie D 8, D 10, D 12

* Chronische Erkrankungen: Höhere Potenzen wie D 30, D 60, etc.

Das Thema ist an diesen allgemeinen Stellen stark gestrafft. Bei den einzelnen spezifischen Fragen wird die Potenzierungsfrage noch einmal aufgegriffen.

Homöopathie unter astrologischen Gesichtspunkten

Erwähnenswert wäre der Vollständigkeit halber noch eine Methode, auf die fast alle homöopathischen Therapeuten nicht eingehen, da sie ihnen fremd und unverständlich ist. Es ist die Münchner Rhythmenlehre von Wolfgang Döbereiner.

Sein Krankheitsbegriff orientiert sich an anderen Gegebenheiten.

Jeder Mensch wird zu einem auf ihn abgestimmten Zeitpunkt als Wesen in diese Welt der Formen hineingeworfen (im Normalsprachgebrauch Geburt genannt). Dementsprechend erwarten ihn bestimmte Aufgaben. Zeit ist kein statischer Faktor, sondern besitzt eine bestimmte Dynamik. So ergeben sich innerhalb des Geburtsbildes (auch Horoskop genannt) zwischen Geburtsbild und aktuellem Gestirnsstand sowie im aktuellen Zustand bestimmte Gestirnskonstellationen, die per se auf den Menschen zwar nicht einwirken, aber bestimmte Aufgaben oder Konfliktsituationen signalisieren.

Beim Bewältigen dieser Spannungszustände, die durchaus schon korporale Symptome zeigen können, stellen die von Wolfgang Döbereiner empirisch-intuitiv gefundenen Mittel, die mit bestimmten so genannten Gestirnsaspekten korrelieren, eine Art (homöopathische) Lösungs- oder Bewusstmachungshilfe dar.

Ein Laufzettel, der sich über einen gewissen Zeitraum erstreckt, schildert die Aspektinhalte und gibt die Homöopathika sowie deren Einnahmemodus an.

Das Prinzip des Potenzakkords

In einem der vorangegangenen Kapitel haben wir die Aufteilung Tief-/ Hochpotenz sowie chronische / akute Erkrankungen kennengelernt. Jetzt wollen wir diesem Schema eine weitere Betrachtungsweise hinzufügen.

Ausgangsbasis dieser weiteren Perspektive ist die Aufteilung des Wesens Mensch in mehrere Seins-Schichten.

* Mental-Ebene
* Psychische Ebene
* Form prägekraft / Biosp häre
* Körperliche Ebene

Bei der „Ziel-Richtung der verschiedenen Potenzierungsstufen können wir im Großen und Ganzen von folgenden Gedanken ausgehen:

* Tiefpotenzen (D 3, D 4, D 5, D 6, D 8) körperliche Ebene
* Mittlere Potenzen (D 10, D 12, D 15, D 20) Biosphäre
* Höhere Potenzen (D 30, D 60, D 100) Psychische Ebene
* Hochpotenzen (D 200, D 400, D 1000 etc.) Mental-Ebene

Dieses Konzept schwebte mit Sicherheit einigen Autoren, z. B. Dr. Reckeweg, vor, als sie die Potenzakkorde kreierten, die eine tiefere Potenz, eine mittlere Potenz, eine höhere und eine hohe Potenz enthalten können.

Sinn und Absicht ist es, mit diesen Akkorden den gesamten Menschen in seinen diversen Seins-Schichten harmonisch zu behandeln.

In der Musik stellt ein Akkord einen harmonischen Dreiklang dar. Damit die Reaktionen nicht so vehement sind, haben die tieferen Potenzen eine Art Bremseffekt auf die hohen Potenzen.

Sämtliche Organpräparate der Firma Heel (Zusatz „suis", d. h. aus Schweineföten gewonnen) weisen diese Potenzakkorde auf. Ebenso kommen Potenzakkorde in den sonstigen Heilmitteln der Firma Heel vor, z. B. als Homöopathika, Nosoden etc.

Dosierungsrichtlinien

Je höher die Potenz, desto stärker ist der transportierte Inhalt der Arznei oder die Stärke der Information.

Desto nachhaltiger ist auch der Effekt für den gesamten Menschen, auch wenn er auf der untersten, der materiellen Ebene subjektiv oft nicht oder nicht sofort wahrgenommen wird.

Daraus lassen sich empirisch folgende Darreichungshäufigkeiten ableiten:

Tiefpotenzen

D 3, D 4, D 5, D 6, D 8 stündlich, mehrfach, täglich

Mittlere Potenzen

D 10 2 x täglich

D 12 1 x täglich

D 15 2 x wöchentlich

Höhere Potenzen

D 30 1 x wöchentlich

D 60 1 x vierzehntäglich

D 100 1 x dreiwöchentlich

D 200 1 x vierwöchentlich

Hochpotenzen
D 1000 1 x in sechs Wochen usw.

Diese Angaben sind nur Regeln, aber keine Gesetze, d. h. es gibt Therapeuten, die anderer Ansicht sind und diese Regeln für ihre Belange und für ihre Patienten anders handhaben.
Der Anfänger fährt jedoch mit diesen empirischen Hinweisen gut.
Handelt es sich um Potenzakkorde, so gilt für die Einnahmefrequenz die unterste Potenzierungsstufe.
So wird man einen Akkord D 10, D 30, D 200 maximal zweimal täglich einnehmen können.

Einzelmittel oder Komplexmittel?

Dieses Gegeneinander, fast könnte man es als Streit bezeichnen, ist nahezu so alt wie die Homöopathie selbst. Bevor ich auf das Für und Wider eingehe, möchte ich beides einem Definitionsversuch unterziehen.

Einzelmittel
Es ist das homöopathische Mittel, das auf Grund der Ähnlichkeitsregel gefunden wurde und das dem Patienten helfen soll, aus seinem Gefallen-Sein wieder heil zu werden. Die Ausgangsbasis ist eine einzige Pflanze oder ähnliches. Die Potenzierungsstufe hängt vom Zustand des Kranken bzw. von der Erfahrung des Therapeuten ab.

Komplexmittel
Eine Reihe bestimmter homöopathischer Mittel hat eine Affinität zu manchen Körperorganen oder Schmerzzuständen. So erweist sich Carduus marianus (Mariendistel) als ein Lebermittel, Solidago (Goldrute) als ein Nierenmittel, und Colchicum (Herbstzeitlose) hat sich beim rheumatischen Formenkreis bewährt. Diverse Mittel, die

35

sich in der Empirie als wirksam bei bestimmten Organerkrankungen oder sonstigen Zuständen bewährt haben, werden zu einem Präparat zusammengefasst. Man kann es auch als homöopathischen Synergismus bezeichnen.

Diese Komplexmittel tragen bereits Namen, die dem Arzt die Auswahl erleichtern, z.B. Nierenelixier oder Solidago komplex. Oder Migränetropfen. Oder Wundheilungstabletten. Der Einsatz dieser Präparate erfolgt symptomorientiert.

Es ist schwer, die in der Überschrift dieses Kapitels aufgeworfene Frage zu beantworten bzw. noch schwerer, eine Entscheidung für eine dieser beiden Formen zu treffen.

Hahnemann in seiner direkten, konfrontationsfreudigen Art bedachte sämtliche Abweichler von seiner reinen Lehre mit dem wenig liebevollen Ausdruck: Bastard-Homöopathen! Und einige seiner Jünger halten noch immer an dieser globalen Abqualifizierung fest.

Ich denke, Konzilianz ist eine erstrebenswerte Alternative zur Ausschließlichkeit. Wer andere Bereiche total ausgrenzt und ablehnt, tut gut daran, sich selbst und seine (geistige) Enge zu hinterfragen.

Aber nun zu den Fürs und Widers.

Zwei Geständnisse als Ouvertüre mögen auch den eingefleischten Einzelmittelhomöopathen besänftigen.

1. Die klassische Einzelmittelhomöopathie, wie Samuel Hahnemann sie fordert, ist einer der Königswege der Heilkunde.

2. Wenn es gelingt, das Mittel für den kranken Menschen zu finden, das ihn wie mit Zauberhand in kurzer Zeit von seinem Pathos, seinem Leiden befreit, dann ist das eine großartige, bewundernswerte Leistung.

Es ist wahre Heilkunst.

Aber: Die Behandlung mit Einzelmitteln und die Suche nach dem geeigneten Mittel erfordern sehr viel Zeit und viel Erfahrung. Das wiederum bedeutet: Ein Arzt kann nur sehr wenige Menschen behandeln.

Weiterhin muß ich gestehen (und mein Urteil deckt sich mit dem vieler anderer von mir sehr geschätzter Therapeuten). Es wird immer schwerer, *das* Mittel für einen kranken Menschen zu finden. Oder anders formuliert: Viele Krankheitsbilder sind mit einem Mittel nicht mehr therapierbar, da die Noxen unglaublich vielfältig sind.

Am besten ist diese Aussage mit zwei Grafiken illustrierbar, die zwar stark vereinfachend sind, aber die Idee am stärksten verdeutlichen.

In der Abbildung 10 liegt um den „gesunden" Menschen oder treffender formuliert, um den einst symptomlosen Patienten das Thema Krankheit wie eine Dunstschicht herum. Gelingt es nun, das Mittel zu finden, das diesen Dunstkreis auflöst, so wie eine frische Brise den Morgennebel lichtet, so wäre diesem Menschen in seinem Kranksein geholfen. Doch die Situation der heutigen Zivilisationskranken stellt sich ungleich komplexer dar (s. Abb. 11)

Wie Zwiebelschalen liegen die einzelnen Belastungen um den Menschen, wobei wir einmal aus Vereinfachungsgründen keinen Unterschied zwischen beispielsweise körperlichen und psychischen-Symptomen machen wollen. Findet man nunmehr ein Einzelmittel, das für diesen Patienten geeignet ist, dann vermag es vielleicht, eine der „Fesseln" zu lösen, aber der Mensch ist damit das Joch der anderen „Ringe" noch nicht los.

Oder um im Bild zu bleiben, es gelingt einen inneren „Ballastring" zu sprengen, der wiederum bei seinem „Sich-Auflösen" die anderen Ringe aktiviert, so daß der Patient erst richtig in ein Tief fällt. Das ist dann häufig mehr als nur als nur eine Erstverschlimmerung, die von vielen Homöopathen als erwünschtes Ereignis im Sinne einer Reaktion und Regulationsfähigkeit angesehen wird.

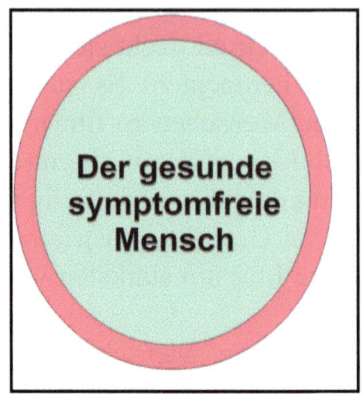

Abb. 10
Der kranke Mensch
Wie ein Schleier oder Schatten legt sich das Thema Ungesundheit oder Krankheit um den „gesunden" Menschen herum.
Das richtige homöopathische Einzelmittel vermag diesen Ring zu lichten und zu lösen

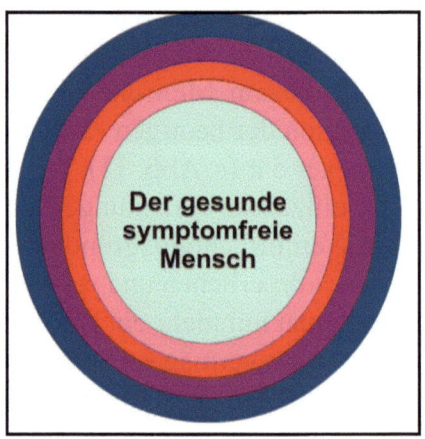

Abb. 11 Der heutige kranke Mensch. Mehrere verschiedene und größenordnungsmäßig differente Schichten umlagern den gesunden Kern. Das Einzelmittel bleibt wirkungslos. Komplexmittel, Nosoden und Organpräparate können eventuell helfen.

Da diese Betrachtungen von so eminenter Bedeutung sind und (leider) meistens unter den, gedanklichen Teppich gekehrt werden, will ich es mit einem zweiten Erklärungsmuster versuchen.
Wie aus der Abbildung 12 hervorgeht, ragt die aktuelle Befindlichkeitsstörung wie der sichtbare Teil eines Eisbergs über die Grenze der körpereigenen Kompensationsfähigkeit in die Sphäre der Sicht- und Fühlbarkeit hinein. Der Mensch fühlt sich in seinem Lebensweg behindert, da seine Aufmerksamkeit auf bislang selbstverständlich - wie er glaubt - klaglos funktionierende Bereiche gelenkt oder besser abgelenkt wird. Das Mittel, das die Spitze einebnet und ihn unter

38

die Grenze der Kompensationsfähigkeit drückt, wird den Menschen erst einmal heilen oder zumindest symptomfrei machen.

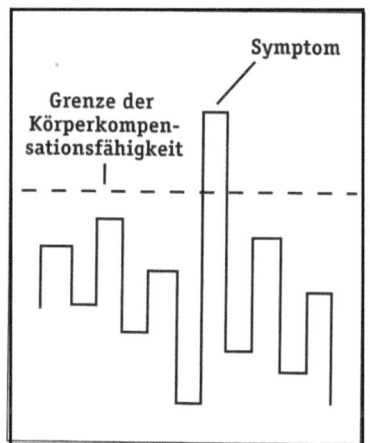

Abb. 12 Bildhafte Darstellung des Einzelmittels

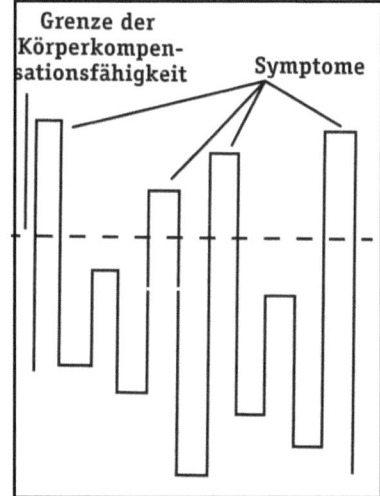

Abb. 13 Multimorbidität. Die Grenzen des Einzelmittels

Das Bild des chronisch Kranken, des Vielbelasteten, des Multimorbiden zeigt jedoch eine ganz andere Konfiguration. Es handelt sich gleichzeitig um mehrere Säulen, die in Erscheinung treten. Auf gut deutsch: Es sind mehrere Probleme, die den Patienten zwicken.

Beim therapeutischen Ansatz sind nunmehr zwei Denkmodelle möglich:

1. Zum besseren Verständnis wählen wir dazu das Bild einer Burg mit mehreren Zinnen und Türmen, die (Denkmalschützer mögen mir diesen Vergleich nachsehen) abgerissen werden soll. Ebnet man mit einem Sprengsatz den höchsten Turm ein, so ist es möglich, dass er beim Zusammenstürzen die anderen Erhebungen mit einreißt.

Auf den Menschen übertragen: Nimmt man ihm die Hauptbelastung, vermag diese wie ein reißender Sog die anderen Störungen mit sich zu ziehen. Meistens wird aber der Fall 2 gegeben sein.

2. Die multiplen Säulen zwingen den Therapeuten und letztend-

lich den Patienten, an mehreren Stellen zu arbeiten. Das wiederum hat den Einsatz verschiedener Therapeutika zur Folge. Ob sukzessive-getrennt oder gleichzeitig liegt in der Hand und / oder der Erfahrung des Behandlers.

Wer offen die homöopathische Fachliteratur liest, wird unschwer erkennen, wie oft drei, vier, fünf oder mehr Mittel nacheinander zum Einsatz kommen, bevor sich so etwas einstellt, das man als Erfolg oder Leidensverminderung akzeptieren kann.

Zwei Feststellungen werden mit Sicherheit die Zustimmung der meisten homöopathischen Therapeuten finden:

1. Das Simile ist leichter zu finden, wenn

a) der Patient noch jung ist

b) es sich um einen akuten (es muss nicht gleich immer um Leben und Tod gehen) Fall handelt.

2. Es ist schwer bis sehr schwer, ein Simile zu finden, wenn

a) der Patient älter und stark belastet ist und

b) es sich um einen ausgeprägt chronischen Fall handelt

Lassen wir der Theorie zwei Beispiele folgen:

1. Eine Mutter kommt mit ihrem siebenjährigen Sohn, der zu lange bei kaltem, stürmischem Wind draußen gespielt hat und nun eine Mandelentzündung hat. Bei einem derartigen Geschehen kann Aconitum (Sturmhut) in einer D 6 oder D 8, stündlich verabreicht, gegebenenfalls helfen.

2. Eine 54-jährige Patientin ist vor zehn Jahren in ein Fertighaus gezogen, das offenbar Formaldehyd im Innern freisetzt. Vor drei Jahren hat ihr ein Zahnarzt im Oberkiefer eine große Brücke eingesetzt, die aus einer Billig- oder Sparlegierung bestand und extrem viel Palladium, Gallium und Indium enthielt. Sie leidet an häufigen Durchfällen unklarer Genese. Auf Drängen ihres Mannes will sie an einer Reise in die Tropen teilnehmen, betreibt Malariaprophylaxe

und lässt sich sicherheitshalber gegen die Pocken impfen. Jetzt bricht das körpereigene Abwehrsystem völlig zusammen. Hier mit einem Einzelmittel die Patientin wieder in einen Zustand relativer Gesundheit versetzen zu wollen, dürfte eine Illusion sein.

Zum ersten Fall sei noch zu ergänzen: Wenn das Homöopathikum nicht wirken sollte und das Fieber ständig steigt, darf man bzw. muss man gegebenenfalls zu allopathischen Mitteln greifen.

Ein Fall aus der eigenen Familie möge ihnen das Problem näher bringen:

Die eigene Tochter bekam plötzlich eine Lungenentzündung mit sehr hohem Fieber. Um nicht wieder Antibiotika geben zu müssen (sie hatte schon früher welche bekommen), wandte sich meine Frau an einen Kinderarzt, der mit Homöopathika behandelt. Er ließ Mutter und Tochter (trotz des hohen Fiebers) in die Praxis kommen und verordnete Belladonna D 8. Das Fieber stieg weiter, der Gesamtzustand wurde zusehends schlechter. Anruf beim Kinderarzt. Nach Schilderung der Symptome kam die Antwort: Belladonna D 8 weiternehmen. Da die Symptome sich jedoch weiterhin verschlechterten, fuhr meine Frau mit ihr im Taxi ins Krankenhaus, wo sie vollends zusammenbrach. Mit Antibiotika und an den Tropf gehängt besserte sich ihr Zustand innerhalb eines Tages.

Damit möchte ich im Grunde nur noch einmal das in einem vorherigen Kapitel Erwähnte erhärten:

Auch die Allopathie hat ihre Berechtigung, und man ist verpflichtet, sich ihrer im Notfall zu entsinnen und zu bedienen. So einfach kann man es sich auch nicht machen!

Homöopathische Mittel können danach bei der Genesung unterstützend eingesetzt werden.

Aber zurück zur Kernfrage.

Wer die Zeit dafür hat und den hohen (fragenmäßigen) Aufwand nicht scheut, der sollte sich der Einzelmittelhomöopathie zuwenden.

Bei der ständig steigenden Zahl chronisch Kranker ist die Komplexmittelhonnöopathie für die Regeneration gestörter Organe, für die Ausleitung von Giftstoffen und für eine Verbesserung des Allgemeinzustandes eine nicht mehr wegzudenkende und bewährte Therapie. Meistens handelt es sich dabei um eine Komposition tieferer Potenzen. Eine Abrundung erfahren die Komplexmittel durch den Einsatz so genannter Konstitutionsmittel, das sind Einzelmittel in höheren Potenzen (ab D 30, siehe folgende Kapitel).

Konfektionierte oder individuelle Komplexmittel?

Im Normalfall wird der Therapeut nach der Erhebung der Anamnese und der Diagnosestellung zu einem Komplexmittel greifen, das die verschiedenen Arzneimittelfirmen unter entsprechenden Namen anbieten.

Für diese Auswahl sind jedoch bereits einige Vorkenntnisse notwendig, denn die Namen der Mittel deuten auf ihr „Zielgebiet" hin. Jeweils ein Bestandteil verleiht dem Heilmittel seinen Namen, wobei aber durchaus eine Reihe anderer Einzelmittel in diesem Pool mit eingebunden sind.

So sollte man wissen, dass ein Eukalyptus-Mittel für die oberen Luftwege hilfreich ist, ein Carduus-marianus-Präparat der Leber Streicheleinheiten versetzt und eine Colchicum- oder Rhus tox-Komposition auf den rheumatischen Formenkreis zielt.

Einige Firmen liefern Kompendia oder Therapie-Anleitungen, in denen man unter Symptom- und Krankheitsregistern nachschlagen kann.

Es liegt in der Natur der Sache, dass bei mehreren Einzelmitteln in einem Verbund einige wirken, wohingegen die anderen indifferent bleiben.

Aus diesem Wissen heraus komponiere ich des öfteren für den Patienten die individuellen Komplexmittel. Dabei bediene ich mich der Elektroakupunktur (VEGAtest).

Wenn im Test mehrere Einzelmittel ansprechen, so lasse ich sie von der Apotheke in eine Flasche mischen. Der Patient braucht dazu nicht -zig verschiedene Präparate einzunehmen, sondern hat dann nur eine Flasche.

Ein Beispiel dazu:

Ein Patient klagt über häufig blutendes und entzündetes Zahnfleisch. Lassen wir einmal die generellen Faktoren, die dabei eine Rolle spielen (z. B. Darmdysbiose, Amalgam, störende Kronenränder, toxische Metalle), außer acht, so könnte die Mischung aus folgenden Bestandteilen zusammengesetzt sein:

Tormentilla, Ratanhia, Zincum, Silicea und Vitamin C (homöopathisiert).

Dazu gehört natürlich wieder das Wissen um die Gerichtetheit und Wirkungsspezifität der einzelnen Mittel.

Konstitution und Konstitutionsmittel

Konstitution ist die Summe der angeborenen und erworbenen Faktoren eines Menschen in bezug auf seine geistig-seelisch-energetisch-körperliche Verfassung.

Im Zeitalter des kybernetischen Denkens müssen wir diese Definition noch um die Anpassungs- und Regulationsfähigkeit des Individuums erweitern.

Hinzu käme noch die so genannte Diathese, ein etwas aus der Mode gekommenes Wort, das die Krankheitsbereitschaft des einzelnen Menschen kennzeichnet.

Es ist im Grunde dasjenige Feld aus dem Spektrum der Befindlichkeitsstörungen, in das sich der Mensch hineinentwickeln wird oder kann, wenn bestimmte Faktoren auslösender Art bei ihm zusammenkommen.

Den Begriff des Konstitutionsmittels hat Hahnemann nur erahnt, komplettiert und näher erläutert wurde er erst von späteren Ärzten. Ich muss gestehen, dass mich der Konstitutionsbegriff der Homöopathie nie ganz befriedigt hat, obwohl ich ihn - vielleicht aus Bequemlichkeit - ebenfalls verwende.

Ein viel schlüssigeres Bild der Person, um deren Erkennen in allen Ebenen es letztendlich geht, liefert uns die von Döbereiner entwickelte Deutung des astrologischen Geburtsbildes.

Er unterscheidet zwischen:

a) Ascendent = Anlage, Drehbuch des Lebens, Entwicklungspotenzial der Person

b) Sonnenstand = Verwirklichung, Bühne des Lebens, der Platz oder die Gegend, wo das Drehbuch in die Aktion umgesetzt wird.

c) Medium Coeli = Lebensziel, Entwicklungsrichtung, das „Erwirkte"

Gesundheit wäre dann gegeben, wenn der Betroffene sein Horoskop tatsächlich ausleben könnte.

Da aber ein konsequentes Ausleben der eigenen Bedürfnisse zwangsweise mit den Interessen anderer kollidieren muss, kann der Einzelne sich nur mehr oder weniger bedingt und eingeschränkt seinem „Plan" gemäß entfalten.

Damit ist wiederum Zündstoff vorgegeben, den das Individuum jeweils durchleben muss. Somit ist Krankheit immer eine Störung nicht gelebter Möglichkeiten, sei es aus Bequemlichkeit, Rücksichtnahme, Trägheit, Einschränkung oder Gegendruck.

Diese Deutungen sind der Homöopathie - leider - fremd, so dass der Konstitutionsbegriff von seiner zeitlichen Wirkungsausdehnung ungenau ist. Aber aus Vereinfachungsgründen müssen wir mit diesem Kompromiss leben.

In der Homöopathie hat man festgestellt, dass bestimmte Mittel. einzelnen Menschentypen entsprechen - für längere Zeit, abwechselnd mit anderen oder nur vorübergehend.

Diese sogenannten Konstitutionsmittel sollen den Menschen in seiner Gesamtheit, in seinem So-Sein in einer bestimmten Lebensphase erfassen.

Die Wirkungsweise könnte man sich wie folgt vorstellen:
* „Abrundung" der Gesamtperson
* Harmonischer Ausgleich zwischen allen Seins-Schichten des Menschen
* Bessere Regulationsfähigkeit auf äußere psychische und physische Reize
* Schnellere Rekonvaleszenz nach Krankheitsphasen
* Leichtere Regeneration bei operativen Eingriffen
* Reduzierung der Betroffenheit bei psychischem Leid

Konstitutionsmittel setzt man, wie aus dem eben Gesagten verständlich wird, vorzugsweise in höheren Potenzen ab D 30 ein.

Im praktischen Teil werden wir einige typisch männliche und weibliche Konstitutionsmittel betrachten.

Grenzen der Homöopathie

Die Gegner der Homöopathie - zumeist diejenigen, die sich nie damit befasst haben - unterstellen ihr eine Art Placebo-Effekt.

Beim normalen Kranken wird dieser Effekt natürlich nicht gänzlich von der Hand zu weisen sein, schließlich spielt das Therapeutikum Arzt ebenfalls eine tragende Rolle, auch in der so genannten Allopathie.

Aber Homöopathie wirkt auch bei Kleinkindern und bei Tieren, ja sogar bei Pflanzen.

Ob dann dieses eben erwähnte stereotype Gegenargument noch schlüssig ist?

Nicht geeignet ist die Homöopathie
* im akuten Notfall, der in die Hand eines Internisten und / oder Chirurgen gehört.
* Gehen wir davon aus, dass die Mittel der Homöopathie im Or-

45

ganismus so etwas wie die Eigenheilung in Gang setzen, dem Körper Information übertragen und die Selbstregulation anregen, so bedarf es natürlich auch der Voraussetzung dafür. Ein todkranker Mensch, der keinerlei Abwehrkräfte mehr hat, wird daher nur schwerlich auf die Homöopathie ansprechen.

* Das gleiche gilt für Bewusstlose. Im Klartext kann man sagen: Immer dann, wenn die Regulationskräfte zum Erliegen gekommen sind und auf die feinen Impulse der potenzierten Mittel keine Antwort erfolgen wird, ist die Gabe hömöopathischer Mittel in der Regel nicht angezeigt, d. h. ein Anstoßen in Richtung Heilung ist nicht mehr möglich.

Auf der anderen Seite kann Arsenicum album als Hochpotenz dem Moribunden helfen, den Seelen-Weg aus der korporalen Hülle in jene unbekannte dunkle, andere Form des Daseins mit Gelöstheit zu gehen

Begriffe und Definitionen aus der klassischen Homöopathie

Für den Suchenden, der sich intensiv mit der klassischen Homöopathie befassen möchte, sei der Hinweis auf das Literaturverzeichnis am Ende des Buches gestattet.

An dieser Stelle sollen nur einige wichtige, in der klassischen Homöopathie (Einzelmittelhomöopathie) gebräuchliche Begriffe erwähnt und erläutert werden. Die meisten Bezeichnungen entstammen der Zeitphase von der Anamnese über die Diagnose zur Arzneimittelfindung.

Anamnese
Sie enthält naturgemäß eine große Zahl von Fragen, die in der orthodoxen Medizin gang und gäbe sind.

Darüber hinaus interessiert sich jedoch der homöopathische Arzt für eine Reihe von Einzelheiten, die der normalen Medizin als wenig erwähnenswert erscheinen.

Abgesehen vom (tages)zeitlichen Erscheinen wird er sein Augenmerk auf so scheinbar nebensächliche Fakten richten wie:

* Verschlimmern sich die Beschwerden bei Ruhe oder bei Bewegung?

* Hat kalter Wind einen Einfluss auf jene Schmerzen?

* Haben Sie Angst bei aufkommender Dunkelheit? usw. usw.

Arzneimittelbild

Arzneimittelbild und Arzneimittelprüfung haben eine innige Beziehung zueinander.

Um die Symptome körperlicher, psychischer und geistiger Art zu erforschen, zu sammeln und zu registrieren, werden für die jeweiligen Mittel Arzneimittelprüfungen an Gesunden durchgeführt.

Hahnemann setzte dafür den ersten Meilenstein durch seinen Chinarinden-Versuch, der bei ihm ähnliche Symptome hervorrief wie die Malaria-Infektion beim Kranken.

In geeigneter Form werden bei diesen Versuchen dem Gesunden (meist sind es Selbstversuche) die jeweiligen Mittel in nicht-homöopathischer Zubereitung verabreicht. Alle danach eintretenden Befindlichkeitsveränderungen und -störungen in sämtlichen Seinsschichten des Menschen werden sorgfältig schriftlich festgehalten. Da jeder Mensch auf diesen „pathologischen" Reiz individuell reagiert, ergeben sich für jede Arznei eine Summe von Erscheinungsbildern am Gesunden.

Die Gesamtheit der Symptome nennen wir das Arzneimittelbild des jeweiligen Minerals oder der jeweiligen Pflanze.

Kommt nun ein Kranker in die Sprechstunde, dessen Symptome in einer großen Anzahl mit den aufgelisteten Erscheinungsbildern dekkungsgleich sind, so erhält er zur Heilung die betreffende Arznei - diesmal allerdings in ihrer potenzieren Form.

Das klingt im Grunde relativ einfach - aber die Vielfalt der Symptome sowie die große Anzahl der Mittel fordern dem klassischen Homöopathen schon ein beträchtliches Maß an Zeit, Geduld und Erfahrung ab.

Obwohl in einem der vorausgegangenen Kapitel bereits zwei Bilder beschrieben wurden, möchte ich zur Vertiefung noch zwei weitere Arzneien aus Gründen der Anschaulichkeit beschreiben.

Können Sie sich noch (das gilt in erster Linie für die Männer) an die ersten Vordringversuche in die (verbotene) Welt der Erwachsenen erinnern, die in einem Zigaretten-Rauch-Ritual bestanden, meist noch an einem abgeschiedenen oder versteckten Ort durchgeführt. Gar mancher bezahlte diesen ersten heimlichen Kontakt mit dem Tabak (Tabacum nicotianae) mit verheerendem oder durchschlagendem Erfolg:

* Bauchschmerzen, Übelkeit, Durchfall, sterbenselendes Gefühl, bleiches bis fahlgrünes Gesicht.

Einem Kranken, der unter eben diesen Erscheinungen - aus welchen Gründen auch immer - leiden mag, kann Tabacum als potenziertes Mittel eine Hilfe sein.

Ein anderes Genussgift, der Kaffee (coffea tosta = Röstkaffee), belebt, lässt das Herz kräftiger schlagen und den Chor der Gedanken in lustige Schwingungen und unermüdliches Kreisen versetzen.

Ein Mensch, der abends nicht einschlafen kann, weil ihn ein Ereignis in freudige Erregung versetzt hat und der daraus resultierende Gedankenstrom fortwährend sein Gehirn durchpocht, kann Coffea tosta als Homöopathikum zum besseren Einschlafen gebrauchen.

Repertorisieren

Hat der homöopathische Therapeut die Anamnese des Patienten nach seinen Kriterien erhoben und die Symptome hierarchisiert, d. h. sie nach ihrer Wichtigkeit geordnet, so steht er jetzt vor der hohen Kunst, für diesen Menschen in seinem So-Sein, seinem Leid, das Mittel zu finden. Dafür gibt es Repertorien, in denen die Symptome und die dafür in Frage kommenden Mittel verzeichnet sind, so wie sie in den Arzneimittelprüfungen ermittelt worden sind.

Der Anfänger wird erst einmal erschrocken sein, wenn er beispielsweise unter dem Stichwort Zungenbrennen gleich mindestens ein Dutzend verschiedene Mittel angegeben findet.

Nun gilt es, die anderen Symptome ebenfalls auszuwerten und nachzuschlagen. Je häufiger dabei immer wieder in der Vielfalt der aufgeführten Mittel die selbe Arznei erscheint, desto wahrscheinlicher kristallisiert sich dieses als das Einzelmittel heraus.

Das berühmteste Repertorium ist das des Amerikaners Kent, quasi die Bibel der Homöopathen.

Modalitäten

Modalitäten sind äußere Umstände, unter denen sich krankhafte Symptome verschlimmern oder verbessern, z.b. Wärme, Kälte, Wetter, Klima, Licht, Geruch, Druck, Beengung, Ruhe, Liegen und Bewegung.

Diese Hinweise sind für den Homöopathen eine Art Anzeige für oder gegen den Einsatz eines von ihm in die nähere Auswahl gezogenen Mittels.

So ist die Aussage „Ruhe verschlimmert" bei Patienten mit Beschwerden der Muskulatur und des Bewegungsapparates ein Indiz für den Einsatz von Rhus toxicodendron, besonders wenn erläuternd hinzukommt, dass die ersten Bewegungen zwar verschlechtern, dann aber eine Besserung eintritt.

Ist genau das Gegenteil. der Fall, dann muss man an Bryonia denken, besonders wenn die kleinsten und leisesten Bewegungen die Schmerzen verschlimmern.

Schlüsselsymptom

Es ist bei der Anamnese oft das häufig ausgesprochen ausgefallene Symptom, das uns auf die Spur zum richtigen Mittel führt. Abneigung gegen kalte Milch oder die Vermeidung von Kleidungsstücken, die den Halsbereich einengen, können derartige Hinweise sein.

Auszüge aus der klassischen Homöopathie
Allgemeines

Für den speziellen Einsatz in seinem jeweiligen Fachgebiet ist es für den Therapeuten, sei er Arzt, Zahnarzt oder Heilpraktiker, wichtig, einige häufig angewandte bzw. oft indizierte Mittel zu kennen. Selbst wenn Sie „nur" mit Komplexmitteln arbeiten wollen, kann es Ihnen bei der Auswahl des geeigneten Therapeutikums außerordentlich dienlich sein.

Da ich nicht vorhabe, das gesamte Spektrum der Homöopathie aufzurollen, möchte ich - zum Nutzen des Einsteigers und als Wiederholung für den mäßig Fortgeschrittenen - mich auf einige Bereiche beschränken.

* Fieber und Entzündungen
* Verletzungen/Verstauchungen
* Kopfschmerzen und Migräne
* Konstitutionsmittel

Ich halte es für erforderlich, zwei Ratschläge vorwegzuschicken.

1. Man soll als Arzt nie in die Eingleisigkeit geraten. Die Gefahr, in einer Sackgasse zu landen, ist dann nicht unerheblich.

Das Wissen um die klassische Medizin muss ebenso immer mit einfließen wie das Akzeptieren der Grenze, die jede Methode, auch wenn sie als Heilkunst bezeichnet wird, mit sich bringt.

2. Befassen Sie sich tunlichst auch mit der so genannten energetischen Medizin, die ja für Hahnemann weitgehend terra incognita war.

Die Kenntnis um den Verlauf der Akupunktur-Meridiane kann dem Therapeuten ein wichtiger Fingerzeig hinsichtlich bestehender Zusammenhänge sein. Ein Kopfschmerz, der stets seinen Beginnmeridian am Auge hat, ist gänzlich anders zu verstehen als ein ähnliches Symptom an der Schläfe. Eine Unterstützung der entsprechenden Meridiane durch organspezifische Mittel, Bioresonanztherapie und Farben kann die Wirkung des Homöopathikums nur verbessern.

3. Der zweite Punkt erfährt durch die Kenntnis der Organuhr eine nochmalige Erweiterung. Jeder der klassischen zwölf Meridiane beherbergt für ca. zwei Stunden die Lebensenergie Chi. Aus dem Auftreten von Beschwerden zu einer bestimmten Tages- und besonders Nacht-Zeit lassen sich bestimmte Denkanstöße gewinnen.

Fieber und Entzündungen

Fieber und Entzündungen als solche sind keine Krankheit, sondern nur ein Ausdruck der aktiven Auseinandersetzung des Körpers mit bestimmten Erregern. Nicht immer geht der menschliche Organismus aus einem solchen Kampf als der Sieger hervor, denn der Kampf als solcher beinhaltet immer die Möglichkeit des Unterliegens eines der beiden Gegner.

Nur dann, wenn keiner der beiden stark genug für einen entscheidenden Durchbruch ist, entsteht ein chronisches Geschehen.

Im Gegensatz zu den Antibiotika, die die Erreger außer Gefecht setzen, haben homöopathische Mittel keine Auswirkung auf die Bakterien und / oder Viren. Sie dienen vielmehr der Anregung und Mobilisierung der großen Abwehr, um den Menschen in einen Zustand besserer Abwehrfähigkeit zu versetzen und die Gegenkräfte zu aktivieren.

Aconitum

Aconitum napellus = Blauer Fingerhut, Sturmhut, Eisenhut
Einsatzgebiet
* *Das* Mittel, wenn man den Anflug einer Erkältung spürt - und zwar sehr plötzlich. Vorausgegangen sein kann eine Exposition im

51

kalten, trockenen Wind.

* Angst und Unruhe zeichnen dieses Initialstadium aus.

* Der Hals kann bereits betroffen sein, ein kratziges, raues Gefühl oder eine leichte Rötung können vorhanden sein.

* Die Patienten haben Durst und Verlangen nach Wasser.

*Aconitum ist auch bei Zahnschmerz einsetzbar, besonders in beginnendem Stadium und wenn ein kalter Wind und Zugluft die Beschwerden steigert.

Dosierung:

D 8, D 10, D 12 bis zu stündlich fünf bis zehn Globuli oder Tropfen.

Beachten Sie bitte die treffliche volkstümliche Namensgebung Sturmhut oder Eisenhut, die einen Hinweis auf die akute Plötzlichkeit beinhaltet.

Belladonna

Atropa Belladonna = Tollkirsche

Einsatzgebiet

* *Das* Mittel bei allen Erkältungen, Entzündungen, die sich durch ihr plötzliches Auftreten auszeichnen, fast von einer Minute zur anderen. Der Patient schwitzt fast dampfend. Trockene, teilweise rote Schleimhäute. In der Regel hat der Kranke großen Durst (im Unterschied zu Apis!).

* Bevorzugtes Mittel bei sämtlichen Erkrankungen des Rachenrings sowie der Atmungsorgane.

* Kinder sprechen besonders gut darauf an, wenn man es sofort zu Beginn der Erkrankung verabreicht.

* Die Symptome verschlimmern sich bei Kälte und Zugluft. Ferner sollte man dem Kranken unangenehme Nachrichten und psychische Belastungen ersparen, da sie in diesem Zustand nicht angebracht sind.

Dosierung

D 4, D 6, D 8, D 10 bis zu stündlich fünf Tropfen.
* Der Name Belladonna rührt daher, dass der Saft der Tollkirsche, in winzigen Spuren verabreicht, die Pupillen erweitert (Bella donna = italienisch: Schöne Frau).
*Atropa kommt vom griechischen „atropos" = unabwendbar. In der griechischen Mythologie ist es der Name derjenigen der drei Parzen (Schicksalsgöttinnen), die den Lebensfaden abschneidet. Mithin also ein Hinweis auf die Giftigkeit der Pflanze.

Ferrum phosphoricum
Eisenphosphat
Einsatzgebiet
* Neben Aconitum und Belladonna eines der Mittel im ersten Stadium von fiebrigen Zuständen und Entzündungen.
* In der homöopathischen Literatur ist darüber so viel Verworrenes und Widersprüchliches enthalten, dass ich den Charakter und die Wirkungsrichtung mehr aus meiner Erfahrung und vor allem der Bildhaftigkeit des Mittels beschreiben möchte.
* Ferrum phosphoricum, wirkungsmäßig fast identisch mit Ferrum metallicum, ist die Komposition aus Eisen und Phosphor.
* Eisen ist das Metall, aus dem die Waffen geschmiedet werden, das Element des Kriegsgottes Mars. Phosphor spiegelt sich wider im Bild des aufflammenden Streichholzes.
* Demzufolge hat Ferrum phosphoricum etwas mit Energie und Widerstandskraft zu tun - zwei Aspekte, die beim fiebrig entzündlichen Prozess ihre „Nachfrage" haben. Es ist ferner das Mittel für die Kinder, die mit blauen Augenrändern und blassem Gesicht müde aus der Schule kommen. Es liefert wieder Energie.
* Weiterhin ist es angezeigt bei allen anämischen Menschen, die Kraft, Energie und rote Gesichtsfarbe brauchen, denn Eisen ist das zentrale Atom des Blutfarbstoffs Hämoglobin, der für den Sauer-

stofftransport unerlässlich ist.

Dosierung:
D 8, D 10, D 12 bis zu stündlich eine Tablette oder Globuli.

Apis

Apis mellifica = Honigbiene
Die Schmerzen, die nach Apis verlangen, ähneln den Folgen eines Bienenstiches: Heftig, brennend, stechend.

* Charakteristisch im Sinne einer Modalität ist die Verschlimmerung bei Wärme und Besserung bei Kälte (auch einen Bienenstich wird man erst einmal kühlen!)

* Die Entzündungen liegen zumeist im Bereich des Kopfes und des Halses, sie sind nicht glasig.

* Im Gegensatz zu einem entzündlichen „Belladonna"-Fieber hat der Kranke, der Apis benötigt, keinen Durst.

Dosierung:
D 4, D 6, D 8, D 10 bis zu stündlich zehn Globuli oder zehn Tropfen.

Hepar sulfuris
Kalkschwefelleber

Es handelt sich um ein Gemisch (zu gleichen Teilen) des fein pulverisierten weißen Innern der Austernschalen und Schwefelblumen, das auf Hahnemann zurückgeht.

Einsatzgebiet
* Das Mittel wirkt bevorzugt auf die Eiterung lokaler Entzündungen, bei Furunkulosen und Abszessen.

* Die Absonderungen sind meistens dickeitrig. Die Menschen, denen Hepar sulfuris helfen kann und die von multiplen Hautentzündungen z. T. eitriger Art betroffen sind, haben häufig einen Geruch von altem Käse an sich. In den Zeiten verbesserter Körperhygiene wird man dieses Symptom nur noch selten finden.

Dosierung

Tiefpotenzen (D 4, D 6) bewirken eine schnelle Eiterentleerung. Höhere Potenzen (D 30) können u. U. den eitrigen Prozess einschmelzen.

Lachesis

Schlangengift von Lachesis muta (Buschmeisterschlange)

Einsatzgebiet

* Als Ausgangssubstanz wird das Sekret der Giftdrüsen verwendet. Schlangengifte haben auf das Blut eine Wirkung im Sinne von Zersetzung und Sepsis.

* Entsprechend sind sämtliche Entzündungen dunkelrot verfärbt (z.B. Karbunkel, Phlegmonen, eitrige Anginen). Im Zahn-Kiefer-Gebiet sind es besonders Prozesse, die von gangränösen Zähnen ausgehen, verbunden mit klopfenden, hämmernden Schmerzen bzw. Zustände nach dem Zerfall des Blutkoagulums (trockene Alveole).

* Ein Hinweis für Lachesis ist die starke Berührungsempfindlichkeit. Enge Kleidung, besonders am Hals, aber auch in der Gürtelregion, wird nur schwer ertragen.

* Für Lachesis sprechen besonders Prozesse auf der linken Körperseite.

Dosierung:

* Hochgiftig, daher tunlichst nie unter der D 8.

* D 8, D 10, D 12 zwei bis dreimal täglich fünf bis zehn Tropfen.

Neben Atropos hat mit Lachesis eine zweite Moire (lateinisch: Parze) Einzug in die Alltagshomöopathie gefunden.

Hesiod gab den drei Schicksalsgottheiten den Namen: Lachesis teilt jedem Menschen seinen Lebensfaden zu, Klotho spult ihn ab und Atropos schneidet ihn zur festgelegten Stunde ab.

Verletzungen / Verstauchungen

Im allgemeinen wird es sich um Unfallfolgen handeln. Ebenso aber ist jeder operative Eingriff eine gezielte, meistens vom Patienten gewollte bzw. von ihm akzeptierte Verletzung.

Das Gros der homöopathischen Mittel, die für diesen Bereich in Frage kommen, zielt auf folgende Begleitumstände:

1. Schwellungen, Ödeme
2. Schmerzen
3. Entzündungsprophylaxe

Arnika

Bergwohlverleih

Einsatzgebiet

* Die Altvorderen gaben dieser Pflanze den Namen Fallkraut. Damit ist ihre Wirkungsrichtung schon exzellent umrissen.

* Arnica ist das Mittel bei Unfällen mit Quetschungen, Prellungen und daraus resultierenden Schwellungen und Blutergüssen.

* Die Patienten spüren eine Zerschlagenheit am ganzen Körper (daher auch bei Überanstrengungen einsetzbar), sind empfindlich gegen Erschütterungen und Berührungen.

* Der aus alten Homöopathie-Büchern häufig abgeschriebene Hinweis: „Das Bett sei zu hart!" ist heute nur noch selten anzutreffen.

Dosierung:

D 4 - D 12 bis zu mehrmals täglich zehn Tropfen oder zehn Globuli.

Calendula

Ringelblume

Einsatzgebiet

* Neben Arnika oder auch allein setzt man Calendula ein bei sämtlichen Verletzungen, die mit einer Traumatisierung der Haut einhergehen.

* Besonders bei zerrissenen Wundrändern und Schürfwunden ist Calendula angezeigt (besonders wenn Kinder stürzen).

* Weiterhin bei schlecht heilenden Wunden wie bei Ulcus cruris.

* In der Zahnheilkunde findet Calendula ebenfalls ein großes Einsatzgebiet bei großen Wunden, bei denen viel genäht werden musste.

Dosierung

* D 2 bis D 10, dreimal täglich zehn Tropfen oder Globuli.

* In der Urtinktur auch als Spüllösung einsetzbar.

* Als Salbe zur Hautpflege.

Hypericum
Johanniskraut

Einsatzgebiet

* Bevorzugt einzusetzen bei Folgen von Traumen (auch Operationen im Zahn-Mund-Kiefergebiet) mit Nervenverletzungen.

* Bewährt ist es auch bei posttraumatischen Kopfschmerzen und ebenfalls bei Depressionen, die sich besonders bei labilen Menschen nach Traumen oder auch Operationen, die mit starken Schmerzen einhergehen, einstellen.

* Manche Autoren nennen es die Arnica für die Nerven.

* Bei der Einnahme von Hypericum sind die Patienten gegebenenfalls darauf hinzuweisen, dass auf Grund einer erhöhten Photosensibilität die intensive Sonnenlichtexposition vermieden werden sollte. Dies gilt insbesondere für die Tiefpotenzen.

Dosierung

D 3, D 6, D 8, D 10, D 12 bis zu stündlich zehn Tropfen oder Globuli.

Ledum
Ledum palustre, Sumpfporst

Einsatzgebiet

Das Einsatzgebiet von Ledum lässt sich vereinfacht in zwei Gruppen aufteilen:

* Folgen von Verletzungen, und zwar durch Stiche (z. B. Mücken, Wespen, aber auch ärztliche Injektionen), Bisse (z. B. Ameisen), Verletzungen durch scharfe Instrumente oder durch irgendwelche Splitter.

* Patienten mit harnsaurer Diathese (in der Iris-Diagnostik: blaue Iris mit weißen Auflagerungen), d. h. bei Gelenk- / Muskelrheumatismus und Gicht.

Charakteristisch für den Kranken ist eine allgemeine Frostigkeit. Aber: Alle Symptome werden besser durch lokale Kälte, z. B. kalte Umschläge. Bettwärme verschlechtert den Zustand.

Dosierung:

D 4 - D 10, zwei- bis dreimal täglich zehn Tropfen oder Globuli.

Ruta

Ruta graveolens, Garten- oder Weinraute

Einsatzgebiet

Bei Traumen hat Ruta fast eine ähnliche Wirkung wie Arnica. Im Gegensatz zu Arnica finden wir eine Verschlechterung bei Ruhe. Besonders bewährt hat sich Ruta bei Verletzungen der Knochenhaut (Periost). Schmerzen am Schienbein, wo das Periost besonders dicht an der Oberfläche liegt, insbesondere nach Fußtritt oder Anstoßen sind die Indikationen für Ruta (Fußballer-Mittel). Weiterhin hat sich Ruta bei Augenschmerzen nach Überanstrengung der Augen durch Lesen bei schlechtem Licht oder langem Bildschirm-Arbeiten bewährt.

Dosierung

D 4 - D 10, bis zu stündlich zehn Tropfen oder Globuli.

Staphisagria

Delphinium staphisagria, Stefanskörner, Stephanskraut

Zur Anwendung kommt nicht die Pflanze selbst, sondern die getrockneten reifen Samen, daher der Name Stefanskörner.

Das Mittel hat eine Beziehung zum gesamten Verdauungstrakt.

Ärgerliche, unwillige, übel gelaunte Menschen brauchen häufig Staphisagria.

Besonders geeignet ist das Mittel bei Schnittwunden, wenn die Wundränder wieder gut zusammenzufügen sind, also bei chirurgischen Eingriffen (Calendula ist das Mittel bei Risswunden).

Dosierung

D 4 - D 10 bis zu stündlich zehn Tropfen oder Globuli.

Symphytum

Beinwurz, Beinwell, Wallwurz

Der deutsche Name verrät schon in aller Deutlichkeit das Anwendungsgebiet:

Beinwell ist gleichzusetzen mit Knochenwohl.

Man wird daher Symphytum bei alten Verletzungen und Operationen einsetzen, die den Knochen tangieren.

Symphytum fördert die Kallusbildung und verringert die Hämatombildung. Es ist eine gute Ergänzung zu Arnica, Hypericum und Ruta.

Dosierung

D 4 - D 10 bis zu stündlich zehn Tropfen oder Globuli.
Äußerliche Anwendung als Salbe verbessert die Wirkung.

Kopfschmerzen und Migräne

Über dieses Thema sind bereits eine Unzahl gescheiter und weniger gescheiter Bücher und Abhandlungen in die Welt entlassen worden. Ich bin mir der Kühnheit bewusst, die es bedeutet, innerhalb eines Gesamtwerkes auch noch diesen Bereich abzuhandeln.

Da aber das gesamte mastikatorische System mit seinen beiden Kiefern, den verbindenden Kiefergelenken, der den Schädel umgreifenden Kaumuskulatur, den zu- und ableitenden Blutgefäßen sowie den afferenten und efferenten Nerven eine unmittelbare Nähe zu den eigentlichen Kopfschmerz-Arealen hat, ist der - wenn auch zaghafte Versuch nicht ganz so abwegig. Wer von diesem Problem nie tangiert wurde, kann es kaum einem anderen Menschen nachempfinden, was es heißt, ständig mehr oder weniger starke Schmerzen im Kopfbereich zu haben, denn es bedeutet, nie völlig klar zu sein.

Schmerzmittel vermögen das lästige Symptom sicherlich für eine Weile „wegzudrücken", man muss aber die Nebenwirkungen bedenken, und zudem kommt das eigentliche Symptom mit Sicherheit wieder.

Über die Bedeutung des Kopfschmerzes zu reflektieren, ist gewiss von großem Interesse, würde aber den gesteckten Rahmen etwas sprengen. Eine gewisse Hintergründigkeit ergibt sich aber bei der Betrachtung der einzelnen Mittel.

Der Kopfschmerz kann außerordentlich viele Variationen aufweisen. Neben dem homöopathischen Wissen ist die Kenntnis der Verläufe der Akupunktur-Meridiane von eminenter Wichtigkeit, um zusätzlich die energetische Problematik des Kopfschmerzes zu verstehen.

Drei große Fragen stehen bei der Exploration der „Ursachen" im Vordergrund:

Wann? Wo? Wie?

Das zeitliche Auftreten - morgens, nachts, am Wochenende - kann bereits ein wichtiger Hinweis sein.

Die Lokalisation - rechts, links, vorn, hinten, hochsteigend, am Augeninnenrand etc. - gibt ihrerseits wertvolle Zusatzinformationen.

Die Art und Weise, wie sie auftreten, runden das Gesamtdiagnosegefüge ab.

Leider muss ich so manchem Einzelmittelhomöopathen ankreiden, dass er sich nicht die Mühe macht, in den Mund zu schauen.

Wie soll ein Mittel überhaupt die Chance haben, seine Wirkung zu entfalten, wenn intraoral eine Kakophonie unterschiedlichster Werkstoffe für Spannungen und Stromstärken sorgt, die in der Nähe des Gehirns dessen feinstelektrisches Aktivitätsmuster mit geradezu gewaltigen Stromstößen verunsichern.

Oder wenn eine Unzahl avitaler Zähne mit ihren giftigen „Exkrementen" die Kopfregion verseucht.

Oder wenn das normalerweise fein abgestimmte Miteinander der beiden Kieferbögen mehr einer unglücklichen Ehe als einer harmonischen Beziehung ähnelt, wobei Unmengen iatrogener Faktoren, vom Billigmaterial schlechter Brücken, einer unseligen Sparpolitik zu liebe, bis zum brutalharten Porzellan schlechter Kauflächen eine Rolle spielen können.

Diesen Denkanstößen aus dem spezifisch zahnärztlichen Bereich kann man auslösende Faktoren aus dem Hals-Nasen-Ohren-Gebiet, der Orthopädie und der Inneren Medizin hinzufügen.

Werfen wir nun aber einen Blick auf eine Reihe von Mitteln aus der klassischen Homöopathie, wobei ich mich bei dieser Zusammenstellung an Dorcsi orientiert habe.

Gelsemium
Gelsemium sempervirens = gelber Jasmin, falscher Jasmin
Vorkommen
Nord- und Mittelamerika
Verwendet wird Frischer Wurzelstock
Toxikologie
Hauptwirkung auf das Zentralnervensystem

Indikation

* Schwäche und Lähmigkeit aller Muskeln, Spastizität der Muskeln mit Zittern.

* Kopfschmerz, besonders im Bereich des Hinterkopfes (Occipitatneuralgie).

* Gefühl wie ein Band oder Reif um den Kopf.

* Sehstörungen beim Kopfschmerz.

* Kopfschmerzen nach schweren Ereignissen wie Prüfungen. Herabhängen der Lider, Bulbusschmerz.

Modalitäten

Besserung:

* Alkohol

* nach Urinlassen

Verschlimmerung:

* Tabakrauch

* Hitze und Sonneneinwirkung

* schlechte Nachrichten, Erregung

* Bewegung

Spigelia

Spigelia anthelmia = Wurmkraut

Vorkommen

Mittel- und Südamerika

Verwendet wird Getrocknetes Kraut

Toxikologie

Hauptwirkung auf Nervensystem und Herz-Kreislauf

Indikation

* Neuralgie, Trigeminusneuralgie

* Supra- und Infraorbitalneuralgie vorwiegend linksseitig, Kopfschmerzen zur linken Stirn und zum linken Auge hinstrahlend

* Migräne, überwiegend linksseitig

* Herzklopfen, Herzstechen, Ausstrahlung in den linken Arm

Modalitäten
Besserung:
* Liegen auf der rechten Seite
Verschlimmerung:
* Bewegung und Berührung
* Kälte, Wetterwechsel

Nux vomica
Strychnos nux vomica = Brechnussbaum
Vorkommen Ceylon und Nordaustralien
Verwendet werden Reife getrocknete Samen
Toxikologie
Hauptwirkung: Zentralnervensystem und Verdauungsbereich
Indikation
* Nux vomica ist eines der vielseitigen Homöopathika, Polychreste genannt. Neben seinen sonstigen vielfachen Wirkungen seien an dieser Stelle nur die Auswirkungen am Kopfbereich erwähnt.
* Reckeweg gibt als Bild den morgens völlig verkaterten Studenten an. Das bedeutet: Kopfschmerz nach übermäßigem Alkohol- und Nikotingenuss sowie Kaffee- oder Teemissbrauch verbunden mit Übelkeit und Brechreiz.
Modalitäten
Besserung:
* Abends
Verschlimmerung:
* Morgens
* Zorn, Ärger
* geistige Überarbeitung

Cimicifuga

Cimicifuga racemosa = Wanzenkraut
Vorkommen Nordamerika und Kanada
Verwendet wird Frischer Wurzelstock

Toxikologie
Hauptwirkung: Hypophysenvorderlappen, Ovarien, Stoffwechsel

Indikation
* Neuralgische Beschwerden mit Veränderungen des Gemütszustandes, starken Stimmungswechseln und Launenhaftigkeit.
* Blitzartig einschießende Schmerzen, von occipital herkommend, Gefühl, als ob sich die Schädeldecke öffnet. Endokriner Kopfschmerz oder Migräne, der gehäuft im Klimakterium auftritt oder in Verbindung mit Zyklusstörungen. Cimicifuga ist ein Mittel, das stark auf die weibliche Physis und Psyche ausgerichtet ist. Linksseitiges Überwiegen der Symptome.

Modalitäten
Besserung:
* Lokale Wärme
Verschlimmerung
* Erregung
* Kälte

Sanguinaria

Sanguinaria canadensis = Kanadische Blutwurzel
Vorkommen Nordamerika, Mexiko
Verwendet wird Getrockneter Wurzelstock

Toxikologie
Hauptwirkung: auf Gefäßsystem und Atemwege

Indikation
Folge von Durchblutungsstörungen wie Hitzegefühl, Schwitzen, Blutandrang, Migräne, häufig in Verbindung mit der Regel, vom Nacken über den Kopf zur Stirn und zum rechten Auge. Gefühl des

berstenden Schädels. Druck von hinten gegen den rechten Augapfel. Verstärkung während des Tages. Vorwiegende Rechtssymptomatik.

Modalitäten

Besserung:

* Abends
* Schwitzen

Verschlimmerung

* Tagsüber
* Licht
* Sonne

Iris

Iris versicolor = Buntfarbige Schwertlilie

Vorkommen Nordamerika

Verwendet wird Frischer Wurzelstock

Toxikologie

Hauptwirkung: Gefäßnerven, periphere Nerven, Magen-Darm-Trakt

Indikation

Kopfschmerz und Migräne, die in Entspannungsphasen auftreten. Dabei handelt es sich oft um Menschen, die während des Arbeitstages unter einem bestimmten Leistungs- und Erwartungsdruck stehen, den man als Dis-Stress bezeichnen kann. Der plötzliche Übergang in die Ruhephase am Wochenende, das Insleere-Laufen der gewohnten Hyperaktivität schafft offenbar die Voraussetzung für den veränderten Gefäßtonus. Neuralgien ober und unterhalb des Auges, generell im Bereich des Nervus facialis und trigeminus, Zahnschmerzen, Migräne.

Modalitäten

Besserung

* Bewegung
* Aktivität

Verschlimmerung
* Ruhe
* Entspannung

Aconitum
Aconitum napellus = Sturmhut, Eisenhut
Vorkommen Europa oder Nordamerika
Verwendet wird: Frische, zu Beginn der Blütezeit gepflückte oberirdische Pflanze und Wurzelknolle
Toxikologie
Hauptwirkung: Zentralnervensystem und entzündlich-fieberhafte Erscheinungen
Indikation
Neben der Eignung bei fieberhaft-entzündlichen Prozessen sind es im Kopfbereich plötzlich auftretende Neuralgien, besonders im Bereich des Nervus trigeminus, zu deren „Einzugsgebiet" auch die Zähne gehören.
Modalitäten
Besserung
* Schwitzen
Verschlimmerung
* Wind (trocken)
* Kälte

Belladonna
Atropa belladonna = Tollkirsche
Vorkommen Europa, Asien
Verwendet werden: Ganze frische Pflanzen (Ende der Blütezeit)
Toxikologie
Hauptwirkung: fieberhaft-entzündliche Prozesse
Indikation
Kopfschmerz bei hochrotem Gesicht, klopfende Karotiden, Neu-

ralgien durch beginnende Pulpitiden oder entzündliche Veränderung des Periodonts.

Modalitäten

Besserung:

* Gegendruck

* Ruhe

Verschlimmerung:

* Kälte

* Anstrengung

Glonoinum

Glonoinum = Nitroglycerin, Trinitrat des Glycerins

Toxikologie

Hauptwirkung: Herz- und Kopfgebiet (arterielles System)

Indikation

Müdigkeit, Mattigkeit, Arbeitsunlust

Der Kopf ist schwer, er erscheint zu groß. Das Gesicht ist hochrot später aber auch blass. Das Gesicht wirkt eingefallen. Starker Schwindel, Herzschläge werden heftig-klopfend verspürt, Klopfender Kopfschmerz, der vom Nacken aufsteigt.

Modalitäten

Besserung:

* Einwirkung vor Wärme

Verschlimmerung:

* Alkohol

* Entblößen des Kopfes im Freien

* Schütteln und Bewegen des Kopfes

Arnica

Arnica montana = Bergwohlverleih, Fallkraut

Vorkommen: Europäische Gebirgsgegenden

Verwendet wird Getrockneter Wurzelstock

Toxikologie
Hauptwirkung: Herz-Kreislauf, Bewegungs- und Stütz-Apparat
Indikation
Gefühl der Zerschlagenheit am ganzen Körper. Folge von Blutandrang im Kopf mit Kopfschmerz und Schwindel. Kopfschmerz als Folge von Verletzungen wie Gehirnerschütterungen und Wunden.
Modalitäten
Besserung:
* Ruhe
* Im Liegen
Verschlimmerung
* Bewegung
* Berührung

Bryonia
Bryonia alba oder dioica = Zaunrübe
Vorkommen Europa, America
Verwendet wird: Frische rübenförmige Wurzel
Toxikologie
Hauptwirkung: Schleimhäute (Respirations- und Verdauungssystem)
Indikation
Rheumatisches Fieber, akuter Muskelrheumatismus.
Im Kopfgebiet sind es Kopfschmerzen, die bei der geringsten Erschütterung auftreten und sich pulsierend-stechend bemerkbar machen. Im Mundbereich können es Zahnschmerzen sein, die beim Essen auftreten und durch kalte Flüssigkeit gebessert werden.
Überwiegen einer Rechtssymptomatik.
Modalitäten
Besserung:
* Ruhe
* Kälte

Verschlimmerung:
* Nach dem Essen
* In den Morgenstunden
* Wärme

Rhus tox
Rhus toxicodendron = Giftsumach
Vorkommen Nord-Amerika
Verwendet werden Frische Blätter
Toxikologie
Hauptwirkung auf peripheres Nervensystem, Muskulatur
Indikation
Verletzungen von Sehnen und Bändern, rheumatische Beschwerden derselben. Folgezustände von Kälte und Nässe. Okzipitalneuralgie, die sich bei nassem und kaltem Wetter verschlechtert, Kopfschmerz, als ob das Gehirn im Kopf schwappt, Gefühl wie Brett vor dem Kopf.
Modalitäten
Besserung:
* Durch fortgesetzte Bewegung
* Trockene Wärme
Verschlimmerung:
* Anfangsbewegung
* Nässe und Kälte
* Ruhe

Diese zwölf Mittel sind nur ein Auszug.

Beim Studium der einzelnen Mittelbilder wird man hier und dort auf weitere Arzneien stoßen, die das Symptom Kopfschmerz in sich tragen. Entscheidend für den Einsatz eines Mittel ist aber die Stimmigkeit der anderen Symptome.

Druck im Kopf durch verstopfte Nasennebenhöhlenausgänge erfordert eine andere Therapie, gegebenenfalls zusätzlich den Einsatz von Organpräparaten, Nosoden oder Lymphmitteln.

Menschen, die nicht zu den Sonntagsmigränikern zählen, aber trotzdem ständig verspannt sind, werden eventuell zusätzlich Cuprum metallicum oder Magnesium phosphoricum benötigen.

Vielfach hat sich bei diesen Patienten die Gabe von Organpräparaten der Hirnarterien bewährt, z. B. Arteria carotis communis et sinus caroticus Ampullen Wala.

Gerade in diesen Fällen ist die Zuhilfenahme bestimmter Testverfahren wie Elektroakupunktor / VEGAtest von großer Hilfe.

Konstitutionsmittel

So ähnlich, wie der Mensch die Unzahl chemischer Verbindungen durch die Einführung des Periodensystems in ihrer Zusammensetzung auf eine bestimmte Anzahl von Ausgangsatomen reduzieren konnte, versucht er ähnliches bei seiner eigenen Gattung.

Es ist eine Eigenschaft des menschlichen Intellekts, sich durch Einteilung in verschiedene Gruppen Erleichterungen bei der Beurteilung bzw. Entscheidung zu verschaffen.

Denken Sie nur an die Einteilung von Kretschmer: leptosom, athletisch und pyknisch.

Oder an die temperamentsmäßige Aufteilung in Choleriker, Sanguiniker, Phlegmatiker und Melancholiker.

Der Begriff Konstitutionsmittel in der Homöopathie entstand erst in der Zeit nach Hahnemann. Aus der Vielzahl wollen wir uns vier mehr dem männlichen Typus (Graphites, Lycopodium, Nux vomica, Phosphor) und vier mehr dem weiblichen Typus (Ignatia, Platinum, Pulsatilla, Sepia) zugeordnete Konstitutionsmittel ansehen. Diese Zusammenstellung bedarf allerdings einiger Konturen-Einschränkungen:

1. Die Charaktere sind etwas überzeichnet.

2. Im Sinne der Polarität enthält jeder Typus auch das Gegenteil, das je nach Herausforderung mehr oder weniger in Erscheinung treten kann. Weibliche Konstitutionsmittel können auch einmal bei einem männlichen Wesen angebracht sein. Umgekehrt natürlich ebenfalls.

3. Es gibt auch Mischtypen, d. h. eine Anordnung zu einem Mittel allein ist schwierig. Daher sollte man eher von dominanten und subdominanten Konstitutionsmitteln sprechen.

4. Die Zuordnung kann naturgemäß nur für einen - leider - nicht genau zu umreißenden Zeitraum erfolgen.

Die Frage, ob in der Kindheit / Jugend/Vergangenheit ein anderes Mittel zutreffend war, wird meistens spekulativ sein.

Genauso wenig ist der Zeitpunkt des Wechsels im vorhinein eruierbar.

Diese Einschränkungen sollen aber nicht den Wert der Erkennung des dominanten Konstitutionsmittels schmälern.

Graphites

Graphit — Form von Kohlenstoff
Reaktionsträges Material (Bleistifte, Schmiermittel)
Persönlichkeit
* Vorsichtiger, langsamer Mensch
* Schwerfälliger Verstand
* Tendenz zu Schwermütigkeit
* Schwaches Selbstvertrauen: Schottet sich ab, um nicht durch Eindrücke überflutet zu werden
* Dickfelligkeit als Schutz
* Zeigt wenig innere Reaktion nach außen
* Kocht auf Sparflamme, es fehlt Mut und Tatkraft, Abneigung gegen Arbeit, Faulheit („Arbeiterdenkmal")
Häufigste Symptome
* Durch langsamen, verzögerten Stoffwechsel Tendenz zu Obsti-

pation und unreiner Haut

* Blähungen und Völlegefühl mit Besserung durch Aufstoßen und Abgang von Körperwinden

* Kälteempfindlichkeit, wärmebedürftig

Bemerkung

Graphit ist als Kohlenstoff das Mittelding zwischen Kohle und Diamant.

Lycopodium

Lycopodium = Bärlapp (Moos)

Vorkommen Europa

Zur Verwendung kommen die Sporen des Mooses

Persönlichkeit

* Von sich überzeugte Persönlichkeit

* Zähigkeit und Vitalität

* Distanz und Kühle zu umgebenden Dingen und Personen

* Unangenehme Dinge werden im Sinne einer Selbsttäuschung gern übersehen / überhört

Häufigste Symptome

* sieht älter aus als er (sie) ist, auch als Kind. Manchmal etwas schmutzige Haut, Schatten unter den Augen

* Leber- und Gallenblasenerkrankungen, Fettintoleranz, vieles schlägt auf den Magen, Verlangen nach Süßem!

* Alles ist sauer, Sodbrennen, saures Aufstoßen, Heißhunger, ist aber schnell satt

* Nach einem Gläschen Wein o. ä. wird vieles besser

Bemerkung

Name: Lycos = Wolf, pos = Fuß.

Die Sporen haben die Form eines Wolfsfußes.

Sehr alte Pflanze: seit ca. 300 Millionen Jahren (Zähigkeit!)

Nux vomica

Brechnuss oder Krähenauge
Vorkommen Ceylon, Nordaustralien
Zur Verwendung kommen getrocknete Samen

Persönlichkeit

* Mangelnde Gelassenheit
* Große Reizbarkeit und Tadelsucht
* Schnelles Aufbrausen und Aufgebrachtsein
* Neigung zu Jähzorn und cholerischem Temperament
* Verbreitung einer hektischen Atmosphäre (meist im Büro / in der Firma). Motto: „Ohne mich läuft nichts!"
* Immer auf dem Sprung
* Übertriebener Managertyp
* Tendenz zu Reizmittel-Abusus
* Zigaretten, Alkohol (obwohl er um die Schlechtverträglichkeit weiß und morgens gegebenenfalls einen Kater hat)
* (Nux vomica - das Mittel bei Kater und Alkoholismus)

Häufige Symptome

* Galliger Typ, Neigung zu Magen: und Zwölffingerdarmgeschwüren, Reizbarkeit führt zur Schlaflosigkeit
* Dysfunktion der Leber mit fehlerhafter Verdauung.
* Häufiges Erwachen gegen drei Uhr nachts

Phosphorus

Gelber Phosphor

Persönlichkeit

* Zarte schlanke Menschen mit wenig Veranlagung zur Korpulenz
* Helle Haut, blonde oder rötliche Haare
* Häufig blauäugig
* (Neurogener Typ, Neurastheniker)
* Überempfindlichkeit gegenüber Geräuschen, Gerüchen, starkem

Licht, Elektrizität und Gewitter
 * Tendenz, sich selbst ins beste Licht zu rücken und zu einer Art Selbstdarstellung
 * Guter Zugang zu intellektuellem Denken und intuitivem Erfassen (Entdecker, Erfinder)
 * Starke Begeisterungsfähigkeit („Aufflammendes Streichholz")
Häufigste Symptome
 * Überreizung des Nervensystems
 * Schnelle Ermüdbarkeit, Vergesslichkeit
 * Angst vor Alleinsein
 * Angst vor Schlaflosigkeit
 * Abneigung gegen Links-Liegen
 * Rotwerden bei Verlegenheit
Name: Aus dem Griechischem: Licht-Träger (lateinisch: Luzifer)

Ignatia

Strychnos ignatii = Ignazbohne
Vorkommen Philippinen
Zur Verwendung kommen Getrocknete, reife Samen
Persönlichkeit
Starke Betroffenheit bei tragischen Ereignissen, z. B. Verlust von Partnern, Kindern, Eltern, Freunden („Trauermittel"), Anpassungsschwierigkeiten in der Fremde (u. a. Heimweh)
 * Zarte, sensible, launische Frauen
 * Brüten über eigenen Sorgen
 * Angst durch seelische Belastungen (Folgen einer unverträglichen häuslichen Situation)
 * Veranlagung zu idealistischen Erwartungen in Liebe und Freundschaft
 * Wunsch nach romantisierender Liebe (Hauptmittel bei Liebeskummer)
Häufigste Symptome

74

* Reizbare Empfindlichkeit
* Nervöse Erschöpfung
* Häufiges tiefes, trauriges Seufzen
* Enttäuschung über andere und über sich selbst, wenn Erwartungen fehlschlugen
* Unverträglichkeit von Tabak(geruch), Rauchen, Kaffee und allen Reizgiften (weibliche Form von Nux vomica)

Platinum

Platinum metallicum = Platin

Persönlichkeit

* Meistens schlanke, hochgewachsene Frauen.
* Häufig anzutreffende Eigenschaften: Hochmut, Stolz, Egoismus, Überlegenheitsgefühl, wichtigtuerisch.
* Früh einsetzender Sexualtrieb
* Neigung, andere von oben herab zu behandeln (alles andere wird kleiner gesehen)

Häufigste Symptome:

* Sorge (bis zur Weinerlichkeit) um ihre eigene Gesundheit
* Kühle Natur mit Sorge um das eigene Wohl
* Widerwillen gegen das Essen trotz Hunger
* Angst, der Teufel könnte in anderen lauern
* Angst vor Verhexungen
* Neigung zur homoerotischen Beziehung

Pulsatilla

Pulsatilla = Wiesen-Küchenschelle, „Windblume"

Vorkommen Mitteleuropa

Zur Verwendung kommt: Ganze Pflanze, während der Blütezeit gepflückt

Persönlichkeit
* Mild, sanft, freundlich, nachgiebig, liebenswürdig, umgänglich, schüchtern, verzagt, hilflos.
* Tränenreich und trostbedürftig
* Alles macht Kummer
* Tendenz zur Selbstbemitleidung
* Mitgefühl bis hin zur Sentimentalität
* Angenehme Mitarbeiterin
Häufigste Symptome
* Wechselhaftigkeit der Symptome (wie die Blume im Wind)
* Ablehnung überwärmter, geschlossener Räume
* Angst vor dem Alleinsein, besonders abends
* Frostigkeit mit kalten Händen und Füßen
* Neigung zum Rotwerden bei Verlegenheit

Sepia

Sepia = Tintenfisch
Vorkommen Mittelmeer, Atlantik
Zur Verwendung kommt: Inhalt des Tintenbeutels des Tintenfischs
Persönlichkeit
* Eine Frau, die sich aus der klassisch-traditionellen Rolle der Ehefrau und Mutter befreien möchte
* Erschöpfte, überlastete Hausfrau
* Emotional überstrapazierte Frau, überforderte Karrierefrau
* Unzufriedene, nörgelnde Frau („Xanthippe")
Häufigste Symptome
* Schwaches Energieprofil
* Tendenz, sich emotional zu verausgaben
* Leidet unter hohem Erwartungsdruck durch andere

* Leidensmiene, düsterer Blick
  * Gleichgültigkeit gegenüber Familie und Hausarbeit
    * Allgemeines Schwarzsehen für die Zukunft
  * Schlechte Haltung, schmutziggelbe Haut
  * Senkungsbeschwerden, schlägt gern die Beine übereinander
(Angst, Uterus fällt heraus)
  * Neigung zu starkem, übelriechendem Achselschweiß

Homöopathie und Zahn-Heilkunde

Nach diesen wichtigen Betrachtungen zum Thema Homöopathie allgemein zum Kern-Thema dieses Buches: Zum Einsatz der Homöopathie mit all ihren Facetten in der Zahn-Heilkunde.

Wir werden uns dabei sowohl der Einzelmittel- als auch der Komplexmittel-Homöopathie zuwenden und wenn notwendig und erforderlich, werfen wir auch einen Blick in die Phytotherapie.

Um es gleich vorwegzunehmen: Im klassischen Sinn der Homöopathie gibt es keine spezifisch zahnärztliche Homöopathie, sondern immer nur die Gesamtheit der Symptome des ganzen Menschen.

Eine Reihe von Mitteln hat jedoch teilweise bevorzugte Auswirkungen auf den oro-facialen Bereich.

Diese von vielen Ärzten zusammengetragenen Erkenntnisse wollen wir uns zu Nutze machen, um die Wirkungen für die den Patienten zu erschließen, die mit zahnärztlichen Problemen zu uns kommen.

Keinesfalls darf dabei die Vorstellung aufkommen, dass das typisch-zahnmedizinische Rüstzeug damit eingemottet werden kann. Vielfach wird die Homöopathie jedoch den Erfolg konservativer Maßnahmen verbessern bzw. Leidenswege verkürzen.

Folgende Gebiete erfahren eine echte Bereicherung durch die Homöopathie:

1. Prophylaxe (Karies, Parodontose)
2. Kreislaufprophylaxe
3. Mund- und Schleimhauterkrankungen
4. Zahnungsbeschwerden der Kinder
5. Zahnfleischerkrankungen/Parodontalbehandlung
6. Verbesserung des lymphatischen Abflusses
7. Zahnschmerzen
8. Überempfindliche Zahnhälse
9. Begleittherapie bei der Präparation von Füllungen und Kronen

10. Begleittherapie bei Extraktionen und kieferchirurgischen Eingriffen
11. Blutungsneigung
12. Postoperative Beschwerden
13. Neuralgien, Kopfschmerzen, Migräne
14. Verspannungen, Verkrampfungen, Bruxismus
15. Kiefergelenkbehandlungen
16. Gesichtszuckungen, Lähmungen, Paresen
17. Amalgamintoxikation
18. Intoxikation durch Spargold oder Billigmetalle
19. Kieferorthopädische Behandlung
20. Unverträglichkeit von Anästhetika oder sonstigen Medikamenten
21. Zungenbrennen
22. Angst vor dem Zahnarzt

Zur Wiederholung: Bei der Betrachtung der einzelnen Disziplinen ist für mich die Praxisnähe von Bedeutung. Neben der Angabe von Einzelmitteln werden Komplexmittel, Urtinkturen und gegebenenfalls noch Schüssler-Salze, Spagyrika sowie auch Phytopharmaka aufgeführt.

Prophylaxe

Der Zahnschmelz, auf den die Kariesprophylaxe in erster Linie abzielt, ist die härteste Körpersubstanz. Das bedeutet: Vorsorgemaßnahmen sollten tunlichst bereits in der Phase beginnen, wenn die Krone des Zahnes angelegt wird und nicht erst nach erfolgtem Durchbruch.

Dann nämlich scheinen mir Fluorgaben und -applikationen doch etwas bedenklich zu sein.

Ferner darf Prophylaxe nie zur gleichzeitigen Kompensation ernährungsbedingten Fehlverhaltens bzw. mangelnder Pflege angewandt werden.

Der Abusus raffinierter Kohlenhydrate wie Zucker, Süßigkeiten und Schokolade führt über den Abbaumetabolismus unausweichlich zu Störungen des Mineral- und Vitaminhaushaltes, die sich bei der Ausprägung der harten Zahnsubstanz im Kiefer negativ auswirken können.

Die Homöopathika haben offenbar eine informativ formende und gestaltende Wirkung auf alle Wachstumsprozesse.

Das Zahnfleisch, verständnismäßig besser wäre das etwas aus der Mode gekommene Wort Zahnbett, hat zusammen mit den im Kieferknochen liegenden Strukturen (unschönes Neuzeit-Wort: Zahnhalte-Apparat!) die schwierige Aufgabe, dem härtesten Körpergebilde eine Heimat für seine Funktion zu geben: zu verkleinern, zu zermahlen, kurzum die Nahrung in einen Zustand der leichteren Verdauung zu überführen.

* Schüssler-Salz: Calcium fluoratum D 12, zB. Biochemie Nestmann Nr. 1, 1 x täglich eine Tablette, bei Kleinkindern zerstoßen.
* Aufbaukalk 1 Weleda, morgens eine Messerspitze,
    enthält u. a. Apatit D 5 = natürliches Calciumfluorphosphat.
* Aufbaukalk 2 Weleda, abends 1 Messerspitze, enthält u. a. Conchae = Austernschalen, natürliches Calciumcarbonat; Quercus (Cortex) D 3 = Eichenrinde.

Die eben erwähnten Präparate haben eine positive Wirkung auf das Gesamtgebilde Zahn. Zusätzlich wäre noch wie folgt zu verfahren:

* Calcium silicium D 12 DHU 1 x täglich eine Tablette oder 5 Globuli

Dieses Präparat führt nach meinen Erkenntnissen, aus welchen Gründen auch immer, ein stiefmütterliches Dasein in der Homöopathie.

Es vereinigt aber in geradezu idealer Weise die besonders bei Bindegewebsschwächen oft notwendigen Komponenten Calcium und

80

Silicea.

Kreislaufprophylaxe

Es dürfte wohl ein Kunstfehler sein, sich in einer Zahnarztpraxis nicht nach Erkrankungen von Herz und Kreislauf zu erkundigen und dieses nicht deutlichst auf der Patienten-Kartei zu vermerken.

Zahnärztliche Behandlungen, die noch immer traditionell eng mit dem Inhalt Schmerz verknüpft werden, stellen für viele Patienten eine mehr oder weniger ausgeprägte Stress-Situation dar.

Kommen dann die eben aufgeführten Voraussetzungen erschwerend hinzu, ist bei umfangreichen und besonders zeitlich ausgedehnten Sitzungen trotz der liegenden Position mit Zwischenfällen zu rechnen. Hektik, Überlastetheit und Unkonzentriertheit des Behandlers stellen naturgemäß zusätzliche Belastungsfaktoren dar.

Vor der Behandlung hat sich bei mir bewährt:

* Cralonin Tropfen Heel, zehn Tropfen auf die Zunge bzw. in etwas Wasser verabreicht.Cralonin enthält Crataegus (Weißdorn), Kalium carbonicum D 3 und Spigelia D 2 (Wurmkraut), insgesamt also ein Komplexmittel, dessen Einzelkomponenten eine positive Wirkung im Sinne einer Stabilisierung auf Herz und Kreislauf haben.

* Coffea Komplex Tropfen Nestmann, enthält Coffea D 6, Crataegus. Besonders bei Patienten mit Bluthochdruck. Es wirkt beruhigend. Coffea (Kaffee) regt an, aber in homöopathischer Form wirkt es beruhigend, es ist auch in vielen homöopathischen „Schlafmitteln" enthalten.

Sollte jedoch das unerwünschte Ereignis eintreten, ist es wichtig, die hauptsächlich in Frage kommenden Mittel in Griffnähe zu haben.

* Veratrum album
Weißer Nieswurz, Germer

Indikation
* Periphere Kreislaufschwäche mit kaltem Schweiß
* Blasses, kaltes, eingefallenes Gesicht, kalter Schweiß, besonders auf der Stirn
* Kollabieren beim Aufsetzen, möchte liegen
* Der Puls ist schwach, rasch und klein, Verlangen nach kaltem Getränk, Gesichtsausdruck voller Angst
* Veratrum album D 3, D 4 oder D 6, fünf bis zehn Tropfen auf die Zunge.
Dieses Mittel sollte in keiner zahnärztlichen Notfall-Apotheke fehlen.

* Camphora
Terpen aus dem Holz des Campher-Baumes (Ostindien, Japan)
Indikation
* Vasomotoren-Kollaps
* Kollaps nach operativen Eingriffen
* kaltes, blasses, eingefallenes Gesicht
* Abneigung gegen Zudecken
* verzerrter Gesichtsausdruck
* erweiterte Pupillen
* Puls klein und schwach
* Camphora Ø oder D 1, zwei bis drei Tropfen auf die Zunge oder auf ein Stück Zucker. (Ø = Symbol für die unverdünnte Urtinktur)

* Tabacum
(Nicotina tabacum) = Tabak
Indikation
* Elendgefühl mit Schwindel
* Leichenblasses, eingefallenes Gesicht
* Eiskalt am ganzen Körper
* Abneigung gegen Zudecken

* Verlangen nach frischer Luft,
* Durchfall und krampfartige Bauchschmerzen
* Stechende Herzschmerzen
* Tabacum D 10 oder D 12, fünf bis zehn Tropfen auf die Zunge oder in Wasser.

* Cactus grandiflorus
Königin der Nacht
Indikation
* Zusammenschnürender Schmerz in der Herzgegend
* Gefühl, als ob das Herz von einer Faust, einem Schraubstock oder einem Band umfasst würde
* Häufig Menschen, deren rotes Gesicht auf Hochdruck hinweist
* Linksliegen oder Gehen verschlimmert die Beschwerden
* Frische Luft bessert
* Cactus D 4, D 6 oder D 10, fünf bis zehn Tropfen auf die Zunge oder in Wasser.

* Coffea
Coffea arabica, (ungeröstete) Kaffeebohne
Indikation
* Beunruhigung durch emotionale Einflüsse. Die Gedanken kreisen ständig um ein Problem.
* Starke Aufregung bei Freude und Angst
* Erhöhte Schmerzempfindlichkeit
* Häufig Choleriker und Sanguiniker, daher vor Langzeitbehandlung und operativen Eingriffen möglichst keinen Kaffee trinken
* Coffea D 10 oder D 12, fünf bis zehn Tropfen auf die Zunge oder in Wasser.

Ein Komplexmittel für diese Zwecke ist beispielsweise
* Veratrum Gastreu R67 Tropfen Dr. Reckeweg. Es enthält Acid.

hydrocyanicum D6, Caphora D4, Tabacum D6, Veratrum album D 4. Bei Bedarf ca 5-10 Tropfen auf die Zunge

Mund- und Schleimhauterkrankungen

Die Symptomenvielfalt der Schleimhautprozesse ist außerordentlich groß. Wirft man einen Blick in entsprechende Lehrbücher, so ist man fast immer total verwirrt ob der vordergründig erst einmal so unterschiedlichen Manifestationen.

Da uns die klinischen Einteilungen mit ihren lateinischen Namen zumeist keine Hilfe sind, müssen wir uns dem Problem aus der Mischung von subjektivem Patientenempfinden und relativ objektiver Arztsicht nähern.

In meiner Praxis häufen sich allerdings in den letzten Jahren diejenigen Symptome, die von Patienten subjektiv als ausgesprochen quälend und unangenehm empfunden werden, die aber makroskopisch visuell kein erkennbares Pendant aufweisen.

Häufig sind bei der Auslösung die inkorporierten Spargolde mit ihren toxischen Komponenten Palladium, Indium und Gallium mit im Spiel - eine Tatsache, die in der vorliegenden homöopathischen Literatur bislang absolut unbeachtet ist und sich als unerfreulich therapieresistent erweist.

Bei sämtlichen länger dauernden Schleimhauterkrankungen ist die Prüfung des Speichel-pH-Wertes unerlässlich. Ein niedriger Speichel-pH-Wert (Acidose) ist mit seinem sauren Milieu entzündlichen Prozessen gegenüber förderlich. Generell kann man sagen: Eine Acidose verstärkt immer Entzündungen, Schmerzen und Schwellungen und das nicht nur im zahnmedizinischen Bereich.

Eine Lokale (nichthomöopathische) naturheilkundliche Therapie wäre:

* Luvos Heilerde 1 fein, zweimal täglich einen gestr. TL in Flüssigkeit, im Mund hin- und herbewegen, dann herunterschlucken. Das bindet Toxine (Giftstoffe)

84

Lokale intraorale Entzündungen sollten stets auch als Teilgeschehen aufgefasst werden. Da der Mund die Eingangspforte des Verdauungsbereiches ist und somit einen Teil eines übergeordneten Gesamtsystems darstellt, müssen folgende Aspekte mit ins Kalkül einbezogen werden:

* Unausgewogene Ernährung
* Gestörte Darmflora / Darmmykose
* Unzureichende Mineral- und Vitaminresorption
* Obstipation

Diese Faktoren können mit kumulativem Effekt auch zusammen auftreten.

Weitere Mittel. bei Entzündungen im Mundbereich sind:

* Calendula Essenz Wala oder Weleda zum Spülen: zehn bis 15 Tropfen auf ein Glas warmes Wasser oder in der Munddusche (Calendula = Ringelblume)
* Ratanhia comp. Weleda, Tropfen zum Spülen(Myrrha, Ratanhia, Aesculus, Argentum nitricum D 14, Fluorit D 9, Kieserit D 19)

Neben den entzündungshemmenden Pflanzenauszügen und Argentum nitricum (Silbernitrat) wirken die potenzierten Mineralien Fluorit und Kieserit positiv im Sinne einer alkalisierenden Entzündungshemmung.

* Ein weiteres nichthomöopathisches, aber phytotherapeutisches Mittel ist das Teebaumöl, das eine bakterizide und mykostatische Wirkung hat. Da es sehr intensiv ist (und auch schmeckt), reichen vier bis fünf Tropfen auf etwas warmes Wasser.
* Vulpur Pekana, Tropfen zum Spülen (Bellis perennis, Eucalyptus, Galium aparine, Bursa pastoris, Plantago major, Sempervivum und Salvia in verschiedenen Potenzen)

Neben diesen Komplexmitteln und Phytotherapeutika sind einige Einzelmittel. zu erwähnen.

* Belladonna (Atropa Belladonna) Tollkirsche

Akuter Beginn einer Schleimhautentzündung mit starker Rötung.

Die Zunge ist oft glänzend rot (Himbeerzunge). Zumeist Begleiterscheinung bei fiebrigen Prozessen.

Dosis: D 8, D 10, D 12 als Tropfen/Globuli.

* Borax

Natrium boracicum

Versuchsweise bei singulären Aphthen oder bei Stomatitis aphthosa.

* Brennende Schmerzen, manchmal mit Durchfall verbunden.

Dosis: D 4, D 6, D 8 als Tropfen/Globuli

* Mercurius solubilis Hahnemannii

Quecksilber

Rot bis bläulich-rote Farbe der Schleimhäute, Neigung zu Aphthen und Ulcerationen, geschwollene Zunge mit seitlichen Eindrücken, die Zunge ist teilweise stark belegt, starker Speichelfluss, widerlicher, z. T. süßlich-metallischer Geruch.

Dosis: D 10, D 12 als Tropfen/Tabletten/Globuli

Als Komplexmittel haben sich bewährt:

* Borax Synergon 44 Tropfen Kattwiga

Borax D 7, Apis mellifica D 4, Arsenicum album D 4, Belladonna D 5, Mercurius solubilis corrosivus D 4, Natrium chloratum D 9, Echinacea D 2; 2 - 3 x tägl 10 Tropfen

* Schleimhauttropfen KN nach Dr.med.E.Stefan

Acid. nitric. D4. Ars. jod. D6, Hygrarg. bichlor. D6, Hydrastis canadensis D4, Kalium bichrom. D6; 2 - 3 x tägl 10 Tropfen

Dosis: zwei bis drei mal täglich zehn Tropfen.

* Acidum nitricum N Synergon 45 Tropfen Kattwiga

Acidum nitricum D 3, Apis mellifica D 3, Belladonna D 4, Mercurius subl.corr. D 15, Arsenicum album D 12; 2 - 3 x tägl 10 Tropfen

Unter die Rubrik Schleimhauterkrankungen zählen ebenso die oralen Mykosen, auch Soor genannt.

In meinen Büchern „Jenseits der Molaren" und „Gesunde Zähne bis ins Alter" bin ich bereits ausführlich auf dieses Thema eingegangen, so daß ich in diesem Buch ausschließlich die heilkundlichen Aspekte erwähnen möchte.

Einen Satz möchte ich jedoch an dieser Stelle deutlich in Erinnerung rufen: Mykosen sind immer ein Hinweis auf eine reduzierte Immunlage (siehe später) und zumeist ein Übermaß an Süßigkeiten sowie ein möglicher Zustand nach einer Antibiotika-Therapie

Neben Mitteln für die Verbesserung der allgemeinen Situation haben sich folgende Nosoden bewährt, die natürlich ihre Wirkung nicht nur im Mund, sondern im ganzen Menschen entfalten:

* Albicansan D 5 Sanum täglich bzw. zweitäglich fünf Tropfen

Diese Mittel kann bei empfindlichen Patienten auch morgens in die linke Ellenbeuge eingerieben werden (perkutane Applikation). Als lokale Maßnahme hat sich das Spülen mit einer Propolis-Tinktur bewährt. Propolis ist so etwas wie ein natürliches Antibiotikum.

Den eigentlichen Erkrankungen des Zahnbettes ist ein späteres Kapitel gewidmet.

Zahnungsbeschwerden der Kinder

Wenn die Natur den Säugling das erste Mal mit den zukünftigen harten Aspekten des Lebens konfrontiert, dann gibt es für die Eltern so manch schlaflose Nacht.

Zum Glück gibt es einige homöopathische Mittel, die dieses Stadium für beide Teile in den Bereich des Erträglichen rücken können. Die Kinder selbst versuchen ja durch Beißen auf etwas Hartes die Schmerzen instinktiv zu lindern.

* Chamomilla D 30 Staufen-Pharma oder DHU

Bei unruhigen Kindern abends ein bis zwei Globuli. Dieses Mittel besonders dann, wenn die Kinder herumgetragen werden wollen

* Ferrum phosphoricum D 12 DHU

Falls eine fiebrige Entzündung hinzukommt, mehrmals täglich ein bis zwei Globuli.

* Difoss spag. N Peka Globuli Pekana
(Boldo D 3, Lachesis D 8, Calcium fluoratum D 8, Calcium phosphoricum D 8, Chamomilla D 2, Magnesium phosphoricum D 8)
Zwei- bis dreimal täglich zwei bis drei Globuli.

* Viburcol Suppositorien Heel
(Chamomilla D 1, Belladonna D 2, Dulcamara D4, Plantago major D 3, Pulsatilla D 2, Calcium carbonicum Hahnemanni D 8)
Bei akuten Zuständen mehrmals täglich ein Zäpfchen einführen.
Wie Difoss N enthält auch Viburcol Komponenten für die fiebrige Entzündung.

Zahnbett-Erkrankungen / Parodontalbehandlung

In der alten homöopathischen Literatur, deren Formulierungen und Zustandsbeschreibungen noch bis heute von manchen Autoren teilweise kritiklos übernommen werden, findet man pathologische Formen der Gingiva und des Parodonts, die heute kaum noch ein Praktiker zu Gesicht bekommt. Wo sieht man beispielsweise in unserer Zeit und unserer Gegend noch geschwüriges oder zerfallenes Zahnfleisch?

Wie schon bei den Schleimhauterkrankungen erwähnt, ist die orale Erkrankung fast immer Teil einer Gesamterkrankung. Besonders, wenn lokale rezidivierende Entzündungen vorliegen, muss man das Gedankengut der Resonanzketten in seine therapeutischen Bemühungen einbeziehen.

Wer sich durchs Leben beißen will oder muss, braucht erstens die geeigneten „Werkzeuge" und ein gesundes Vertrauen in sich und seine Durchsetzungsfähigkeit. Die „Beißwerkzeuge" brauchen eine gesunde Basis - nämlich das Zahnbett oder Parodont. Auf einer höheren Ebene lässt sich somit eine weitergehende Bedeutung des Parodonts finden. Es symbolisiert die Zuversicht, das Vertrauen, die Basis für den „Biss", die Aktivität.

Ein Patient mit schwammigem Zahnfleisch, Knochenabbau und wakkelnden Zähnen ist nur ein Zerrbild des eben geschilderten Zustandes.

Daher sind lokale Maßnahmen und „normale" Homöopathika häufig durch höher potenzierte Konstitutionsmittel bzw. durch die so genannten BACHschen Blütenmittel aufzuwerten.

Bei den Folgebetrachtungen sollen die nachstehend aufgeführten Voraussetzungen gegeben sein:
* Ausgezeichnete Zahnpflege
* Keine umfangreiche Amalgamversorgung
* keine abstehenden Füllungs- / Kronenränder

Aus Vereinfachungsgründen wähle ich nur zwei Unterteilungen.
1. Gingivitis / Parodontitis superficialis / Zahnfleisch

Neben den unter Schleimhauterkrankungen aufgeführten Präparaten ist der Einsatz von Organpräparaten geeignet.

* Gingiva suis injeel Heel täglich eine Ampulle injizieren oder trinken.

* Gingiva D 15 oder D 20 in akutem Zustand täglich eine Ampulle injizieren oder trinken.

b) Parodontopathien (wenn also der Kieferknochen mit eingebunden ist)

Sämtliche homöopathischen Mittel können notwendige Lokalmaßnahmen nicht ersetzen, sondern allenfalls unterstützen. Vor Ort ist abzuklären / zu überprüfen:
* Konkremente / Zahnstein
* Traumatische Okklusion (Überbelastung von Zähnen)
* Evtl. schlecht sitzende Halteelemente von Prothesen

Unter der Rubrik Zahnfleischerkrankungen aufgeführten Lösungen:
* Teebaumöl, mehrmals täglich ca. zehn Tropfen auf warmes Wasser. Spülen oder direkt mit dem Wattestäbchen auftragen.

Als Organpräparate haben sich bewährt:
* Periodontium D 15 oder D 20 Wala
täglich eine Ampulle vestibulär injizieren oder trinken. Bei der chronischen Form der Parodontopathien, also genereller Rückgang von Zahnfleisch und Kieferknochen (auf Speichel-pH achten sowie auf Darm-Probleme!)
* Periodontium / Stannum comp. Wala
(Gingiva D 5, Hypophysis D 7, Stannum met D 14) Täglich eine Ampulle injizieren oder trinken.
  Bei mehr entzündlichen Formen:
* Periodontium / Silicea comp. Wala
(Gingiva D 16, Mandibula D 16, Maxilla D 16, Periodontium D 16, Quarz D 21, Argentum nitricum D 20, Belladonna D 14)
Täglich eine Ampulle injizieren oder trinken.
  Gleichzeitig erscheint eine Normalisierung des Mineralhaushaltes notwendig:
* Calcivitan simliaplex Tabletten Pascoe
* Osteoron mineral Tabletten Nestmann
ein- bis dreimal täglich eine Tablette
* Biochemie Nestmann Nr. 2 D12 (Calc. phosph.) 3-4 Tabl tägl
  Bei tiefergehenden Taschenentzündungen wird man zusätzlich geben:
* Hepar sulfuris D 8 oder D 10, Echinacea D 8, Pyrogenium D 10 oder D 12
täglich zwei- bis dreimal je zehn Tropfen
Hepar sulfuris hilft, eitrige Prozesse zu entleeren / einzuschmelzen. Echinacea fördert die Abwehrkraft. Pyrogenium ist aus verdorbenem Fleisch (künstlich herbeigeführt) hergestellt und hat im Sinne des Similia similibus curentur eine Wirkung auf sämtliche Prozesse, bei denen Anärobier im Spiel sind bzw. eitrig-septische Prozesse das Symptomen-Bild prägen.
Ein Komplexmittel, das diese Komponenten enthält ist

* Hepar sulfuris 111 Tabl. Synergon Kattwiga
Wer den Komplexmitteln mehr zugetan ist, der verordne:
* Aqua silicata K komplex Tropfen Nestmann
* Traumeel S Tropfen (oder Tabletten) Heel
* Odonton Echtroplex Tropfen Weber & Weber Je täglich zwei-
bis dreimal 10 - 15 Tropfen in stillem Wasser
Für sämtliche parodontalchirurgischen Eingriffe sind neben den parodontalspezifischen Mitteln (z. B. Periodontium und Periodontium / Silicea comp.) die im Kapitel Kieferchirurgie aufgeführten Heilmittel relevant.

Verbesserung des lymphatischen Abflusses

In der klassischen (Zahn-)Medizin spielen die Lymphe und das lymphatische System die Rolle eines wenig angenommenen Findelkindes. Aber: Die Tätigkeit des Lymphsystems ist gerade im Kopfbereich entscheidend für einige Prozesse.

Exemplarisch seien aufgeführt:
* Gewährleistung eines ordnungsgemäßen Wachstumsprozesses
* Unterstützung der kieferorthopädischen Behandlung
* Verbesserung der Heilvorgänge bei kieferchirurgischen Eingriffen
* Verbesserung der Kiefergelenkfunktion

Im Gegensatz zu den Blutgefäßen verlaufen die kleinen Lymphgefäße in Gewebsspalten.

Für die verbesserte Aktivität der Lymphe kann der einzelne einiges tun, z. B.
* Bewegung, Sport
* Reduzierung der Kuhmilch, besonders bei blauäugigen Menschen, die man dem lymphatischen Typ zuordnet.

Milch ist kein Getränk, sondern ein Nahrungsmittel und ist - im Gegensatz zu den Behauptungen der Milchindustrie - von der Natur nur für kleine Kälber vorgesehen.

91

Was kann der Patient zusätzlich naturheilkundlich und homöopathisch tun?
* Massage mit Lymphsalbe
* Lymphmittel zur Aktivierung
* Lymphdiaral Salbe Pascoe
* Itresal Salbe Pekana

Die Salbe vom Gesichts-/ Kopfbereich entlang des Musculus sternocleidomastoideus (Kopfdreher) nach unten in Richtung Schulter einmassieren. Am besten abends vor dem Schlafengehen - dann kann die Salbe über Nacht gut einwirken.

Für andere lymphatische Stauungen und Ödeme am Körper sind diese Salben natürlich ebenso geeignet.

Hinweis:

Die Salben sind keine Dauer-Mittel, sondern sollen auf das zeitliche Umfeld eines krankhaften Zustandes beschränkt bleiben.

Als Tropfen stehen die folgenden Mittel zur Verfügung. Um das Buch nicht allzu unübersichtlich zu gestalten, werde ich in diesem und den Folgekapiteln auf die Angabe der Einzelbestandteile der Komplexmittel weitgehend verzichten.

Da die Hersteller angegeben sind, kann der interessierte Kollege über die im Anhang angegebenen Adressen die Kompendien / Heilmittelverzeichnisse anfordern.

* Thuja-Lachesis spag. Phönix zwei- bis dreimal täglich zehn bis 15 Tropfen
* Itires Tropfen Pekana
zwei- bis dreimal täglich zehn Tropfen
* Thujactiv Tropfen magnet-activ
zwei- bis dreimal täglich zehn Tropfen

Neben den oral zu verabreichenden Lymphmitteln sowie den Salben stehen noch diverse Injektionen zur Verfügung, die sich besonders bei prä- und postoperativen Zuständen, direkt in die Nähe des Geschehenen injiziert, bewährt haben.

* Lymphaden Hevert Injekt Ampullen
Entweder allein oder im Gemisch mit anderen Mitteln submucös injizieren.

Bei sämtlichen Behandlungen des lymphatischen Systems sollte der Therapeut drei weitere Aspekte mit berücksichtigen:

* Ausreichende Flüssigkeitszufuhr, möglichst stille Wasser mit geringem Natrium-Gehalt.

Unterstützung der Nieren-Ausscheidung, z. B.
* Solidago H 32 Tropfen Nestmann
* Metasolidago Tropfen Fackler
* Juniperus komplex Tropfen Nestmann

Ausleitungs- und Drainage-Mittel:
* To-Ex spag. Peka N Tropfen Pekana
* Derivatio H Tabletten Pflüger

Dieses Thema wird bei der Amalgamausleitung noch einmal unseren Weg kreuzen.

Zahnschmerzen

Niemand kann die Qual eines Zahnschmerzes ermessen, der selbst nie darunter gelitten hat.

Was der Laie als Zahnschmerz bezeichnet, nennt der Zahnmediziner eine akute Pulpitis. Es kann aber auch eine Entzündung des Zahnbettes sein.

Zum besseren Verständnis müssen wir uns einmal die (berechtigte) Frage stellen:

Was macht eigentlich den Zahnschmerz so unerträglich und gefürchtet? Die Phänomene einer Entzündung sind:
* Calor (Wärme)
* Rubor (Röte)
* Dolor (Schmerz)
* Tumor (Schwellung) und
* Functio Laesa (gestörte Funktion)

Für unsere Betrachtung sind vorrangig die ersten vier Charakteristika von Bedeutung.

Die folgende Grafik (Abb. 14) soll schematisch das Prinzip der Entzündung veranschaulichen.

Je stärker demzufolge der Entzündungsgrad, wobei die Spezies der Erreger einmal hintangestellt werden soll, desto größer werden die vier Faktoren.

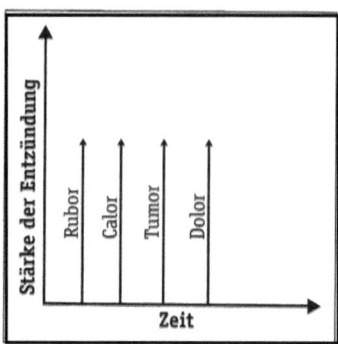

Abb. 14 Zeichen der Entzündung allgemein.

These: Die Summe der vier Parameter ist für jede Entzündungsstärke gleich

An Prozessen der Haut und des Bindegewebes ist dieses Prinzip deutlich beobachtbar.

Die Haut rötet sich, wird prall und warm und wird in zunehmendem Maße schmerzhafter / druckschmerzhafter.

Im Zahn herrscht ein anderes Milieu: Alles ist begrenzt und eng.

Das Prinzip Calor ist stets, wie wir aus der Physikstunde noch wissen, mit Ausdehnung verbunden. Diese Ausdehnung (Tumor) ist aber ebenfalls durch das „Gefängnis" der Pulpa nur beschränkt möglich

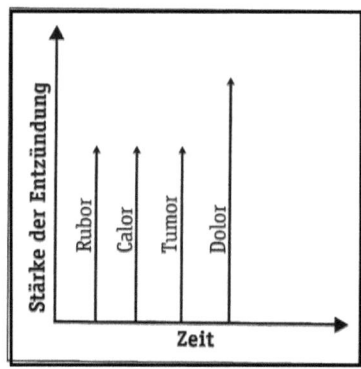

Abb. 15 Zahnschmerz

Gehen wir von der These aus, dass für jeden Zustand die Summe der vier Faktoren konstant ist, so lässt sich diese (theoretische) Gleichung nur aufrechterhalten, wenn durch die Nichtzunahmemöglichkeit zweier Faktoren ein anderer Faktor diese Größenzunahme abdeckt.

Das ist dann: Dolor.

Die Grafik für den Zahnschmerz sähe dann wie folgt aus (Abb.15)

Da sich die ersten drei Parameter durch die räumliche Begrenzung nicht entfalten können, verbleibt nur die Kompensation über den Parameter Dolor.

Die Symptome des stärker werdenden Zustandes weisen auf den Versuch des Körpers hin, die mangelnde Ausdehnung über die Wurzelspitze in das umliegende Zahn haltegewebe abzuleiten:

Der Zahn wird druckempfindlich bis berührungsempfindlich.

Jeder Zahnarzt kennt die häufig damit verbundenen Schwierigkeiten. Es gelingt kaum, den Zahn per Anästhesie ruhigzustellen, geschweige denn irgendwelche notwendigen Behandlungen schmerzfrei durchzuführen. Dieser Zustand kommt nicht von ungefähr, sondern ihm geht fast immer eine längere (krankhafte) Entwicklung voraus.

Der Schweregrad entscheidet über die Folgemaßnahmen: Erhaltung durch biologische Therapie, Wurzelbehandlung oder Extraktion.

In den leichteren Fällen der Hyperämie wird man häufig mit einer homöopathischen Behandlung Erfolg haben.

* Pulpa dentis D 12 oder D 15 Wala bis zu stündlich eine Ampulle injizieren, zur Not können die Ampullen auch getrunken werden

* Kalantol Pflege-Balsam Phönix (äußerlich)

20 bis 30 Tropfen auf eine Watterolle geträufelt, im Vestibulum am schmerzhaften Zahn liegen lassen, ca. 30 min. lang.

Für die Heimtherapie sollte man dem Patienten Watterollen mitgeben.

Auch bei empfindlichen Zahnhälsen hat sich dieses Verfahren gut bewährt.

Es enthält u. a. Arnica, Hypericum, Calendula und Rosmarinus.

* Argentum / Quarz Globuli Wala, mehrmals tägl. 10 Globuli

Selbstverständlich müssen direkte Maßnahmen zahnärztlicherseits parallel laufen, z. B.

* Entfernen der Karies

* Bei eröffneter Pulpa: Abdecken der Wunde mit Calciumhydroxid

* Ggf. Entfernen ungeeigneter Füllungen

Die Notwendigkeit einer ausreichenden Unterfüllung dürfte sich mittlerweile bis in die letzten Winkel unseres Landes herumgesprochen haben, so dass ich mir dieses leidige Thema ersparen kann.

Bei stärkeren Beschwerden wären im Sinne einer Linderung oder eines Erhalts weiterhin einzusetzen:

* Lachesis D 12

entweder stündlich fünf Tropfen oder als Ampulle direkt vestbulär injizieren.

Als Nosoden kommen in Frage:

* Akute Pulpitis (dieses Mittel der Fa. Staufen-Pharma ist leider nur noch im Ausland oder über spezielle Apotheken erhältlich).

Ist die Pulpa-Hyperämie, aus welchen Gründen auch immer, nicht mehr rückgängig zu machen, und die Entwicklung geht in eine gangränöse Form über, dann stellt sich natürlich die Frage der Weiterbehandlung.

Die Entscheidung, ob Wurzelbehandlung oder Extraktion, ist von mehreren Faktoren abhängig:

* Gesamtbefinden des Patienten

* Alter des Patienten

* Art und Funktion des Zahnes

* Welche Organe hängen energetisch mit dem Zahn zusammen (Resonanzketten)

* Ist dieser Zahn evtl. entscheidend, auch aus psychologischen Gründen, für das Weiterbestehen einer festsitzenden Lösung?

So wird man bei einem Jugendlichen, insbesondere, wenn es sich um einen Frontzahn handelt, eher für einen Erhalt plädieren als zur Zange greifen - es sei denn, es liegen gravierende Erkrankungen resonanzkettenmäßig korrelierender Organe vor.

Bei folgenden Erkrankungen sollte man im Sinne einer Zukunftsprophylaxe eher an eine Extraktion denken, die tunlichst unter homöopathischem Begleitschutz durchzuführen ist (siehe später).

* Starke Allergien
* Lebererkrankungen
* Autoimmunerkrankungen
* Immundefizite
* Vorliegen weiterer avitaler Zähne bzw. sonstiger Störfelder

Ich habe für das VEGAtest-Verfahren eine Ermittlung der quantitativen Belastung durch Zahn-Kiefer-Störfelder eingeführt. Die Höhe entscheidet auch über die Weiterbehandlung, also Wurzelbehandlung oder Extraktion.

Folgende Mittel können sowohl bei einer Wurzelbehandlung als auch bei einer Extraktion eingesetzt werden.

* Pyrogenium D 12, zweimal täglich zehn Tropfen
* Hepar sulfuris 111 Synergon Kattwiga Tabletten

Diese Mittel sollten auf einen kurzen Zeitraum, d. h. maximal drei bis fünf Tage, beschränkt werden. Zusätzlich wird man

  * Aqua silicata kplx Tropfen Nestmann

verordnen, das u.ä. Arnica und Symphytum enthält.

Überempfindliche Zahnhälse

Für manchen Patienten stellt die starke Reaktion auf kalte und heiße Getränke eine wahre Crux dar, da er stets ängstlich darauf bedacht ist, dem unangenehmen, alles durchziehenden Schmerz auszuweichen. Die klassische Schulzahnmedizin hat wenig Effizientes zu bieten. Die Okklusion muss selbstverständlich überprüft werden. Gleichzeitig ist das Eruieren nächtlichen Knirschens von Wichtigkeit.

Die fluorhaltigen Gels und die werbemäßig stark angepriesenen Zahnpasten nutzen im Grunde nicht viel. Fluorlacke sind keine Therapie, es ist ein einfaches „Überschmieren".

Um ehrlich zu sein: Auch die Naturheilkunde und die Homöopathie tun sich mit diesem Thema schwer.

Versuchsweise können verwendet werden:

* Silicea D 12 zum Einnehmen
täglich zehn Tropfen oder Globuli
* Ratanhia comp Tropfen Weleda
täglich zehn bis 15 Tropfen in warmes Wasser als Mundbad
* Kalantol Pflegebalsam Phönix
ca. zehn bis 15 Tropfen auf eine Watterolle träufeln und vestibulär längere Zeit, ca. eine halbe Stunde, einwirken lassen.

Bei nächtlichem Zähneknirschen, das auf der physischen Seite nichts weiter als eine Art ohnmächtiges Ausleben psychischer Intentionen und Probleme ist, kann zusätzlich verordnet werden:

* Zincum metallicum D 30. Einmal wöchentlich zehn Tropfen oder Globuli

Begleittherapie bei der
Präparation von Füllungen und Kronen

Jede Präparation, wenn sie über das Entfernen kariösen Schmelzes und Dentins hinausgeht, ist die Amputation von gesunder Körpersubstanz. Für den Zahn ein wahrhaftiger Schock. Bedenkt man, dass heutzutage in manchen Sitzungen zehn, zwölf oder gar mehr Zähne beschliffen werden, da die schnelle Turbine derartige Aktionen erleichtert, so kann man sich manchmal. einer Art Unbehagen nicht erwehren.

Wer sich darüber hinaus mit der inhaltlichen-symbolhaften Zuordnung der Zähne befassen möchte, den verweise ich auf mein Buch „Mars im Spiegel".

Das Hauptgefahrenmoment bei unsachgemäßen Beschleifmaßnahmen ist das Entstehen einer chronischen Pulpitis. Durch die hohe Umdrehungsgeschwindigkeit des Bohrers wird neben dem Effekt des Abtragens von Substanz zugleich ein Unterdruck erzeugt, der feine organische Bestandteile der so genannten Tomes'schen Fasern oder Odontoblasten herausreißt und die Pulpa stark irritiert.

Neben der Möglichkeit der „Entartung" zu einer akuten Pulpitis (eine hohe Prozentzahl von Wurzelbehandlungen muss vor und nach dem Einsetzen von Kronen durchgeführt werden, entweder sofort oder zeitlich später versetzt) entsteht die oben bereits erwähnte chronische Pulpitis. Die Symptome sind weit gestreut von beschwerdefrei bis schmerzhaft (schwer therapierbar!) beim Kauen. Auch wenn keine Anzeichen subjektiv spürbarer Art vorhanden sind, so zwingt doch ein chronischer Zustand den Organismus zu einem leichten Daueralarmzustand, der einen Teil der vorhandenen Lebensenergiereserven absorbiert.

Ich muß leider beichten, daß uns Studenten während des Studiums diese Erkenntnisse nicht beigebracht wurden und so ist jeder Zahnarzt ein- oder mehrmals in die Verlegenheit gekommen, eine Schädigung der Zahnpulpa produziert zu haben. Aus der Akupunkturlehre wissen wir, daß Zähne, die mit einem erkrankten Organ korrelieren, eher zu einem Schaden tendieren.

Nach meinen Erfahrungen mit der Elektroakupunktur (VEGAtest) steckt schätzungsweise unter jeder zweiten bis dritten Krone eine chronische Pulpitis (um nicht für semantische Verwirrung zu sorgen: die Wörter Krone und chronisch haben nichts miteinander gemein).

Diese Feststellung berechtigte aber noch nicht zu den früher häufig vorgenommenen exodontischen Kahl- und Rundumschlägen in manchen deutschen Provinzen. Man ging so vor: Zahn mit chronischer Pulpitis >> Extraktion!

Nimmt man hingegen die lebendige Pulpa als etwas Erstrebens- und Erhaltenswertes an, so hat an dieser Stelle ein Ausspruch seine Gültigkeit:

Viele Gedenkminuten hätten durch Denkminuten verhindert werden können.

Wenn aber ein derartiger Eingriff - als solchen wollen wir einmal wertfrei eine Präparation beschreiben - unumgänglich ist, so kann man mit homöopathischen Mitteln einiges zur „Schock-Linderung" tun.

Die elementarsten technischen Voraussetzungen für ein Minimum an Schaden sind die ausreichende Kühlung und das Nichtverwenden des Turbinenbohrers im Dentin und in pulpennahen Bezirken.

Eine der Möglichkeiten, die sich in meiner früheren Praxis hervorragend bewährt haben, ist die nachfolgende Mischung. Die Anzahl der Problemfälle ging drastisch zurück.

Seit damals hat sich arzneimittelmäßig einiges geändert, so dass die in früheren Publikationen angegebene Komponente Dentin complex durch andere Bestandteile ersetzt werden musste.

* Pulpa dentis suis Heel Ampulle
* Traumeel S-Tablette Heel

Die Tablette pulverisieren (im Mörser oder Dappenglas), vermischen mit einer Ampulle Pulpa dentis und Calxyl sowie physiologischer Kochsalzlösung.

Diesen Brei direkt nach der Präparation, also vor irgendwelchen weiteren Maßnahmen wie Abdrücken oder Provisorienherstellung, auf den Zahnstumpf auftragen und ca. fünf Minuten einwirken lassen. Dann abwischen.

Die direkte Behandlung mit dieser Mischung nach Abschluss der Präparation ist so wichtig, damit nicht irgendwelche Fremdmaterialien die angeschnittenen Odontoblasten infizieren oder toxizifieren können

Diese Mischung ist nicht lange haltbar. Da pro Sitzung aber nur je eine Tablette und eine Ampulle verwendet und auch nur wenig Calxyl und physiologische Kochsalzlösung gebraucht wird (das ganze soll wie ein dickflüssiger Brei werden), sind die Kosten enorm gering. So manche unnötige und zeitaufwendige Folge- und Beschwerdesitzung, die den Praxisbetrieb aufhält und als zusätzlicher

Kostenfaktor anzusehen ist, kann dadurch eingespart werden. Zusätzlich wäre die folgende Behandlung nach jeder Präparationssitzung wünschenswert:
* Pulpa dentis suis (forte) Injeel Heel
nach jeder Sitzung, auch bei Anproben und Eingliederungen, eine Ampulle in die Umschlagfalte injizieren. Noch einmal der Hinweis: Diese Ampullen müssen nicht subperiostal injiziert werden, wie es die Zahnärzte stets rein routinemäßig tun. Die submuköse Applikation reicht völlig aus.

In den Zwischenzeiten kann der Patient de Ampulle auch als Trinkampulle verwenden.

Begleittherapie bei kieferchirurgischen Eingriffen

Sämtliche kieferchirurgischen Eingriffe erfahren ihre Durchführung und ihre Ausheilung in einem denkbar ungünstigen Milieu, so dass man manchmal von einem Wunder sprechen kann - sofern man die Augen und Ohren für diese Dinge nicht gänzlich abgestumpft hat - dass nicht größere Komplikationen eintreten.

Im Gegensatz beispielsweise zur Thorax- oder Bauchraum-Chirurgie, die unter weitgehend sterilen Kautelen erfolgen kann, herrscht im Mundraum alles andere als Sterilität.

Nahrung muss zugeführt werden, der Speichel bildet sich nach wie vor und läuft eventuell in die Wunden hinein. Die ubiquitären Bakterien sind immer präsent, die Mykosen nehmen ständig zu. Ein denkbar ungünstiges Heilungsmilieu!

Unter den Einwirkungen der Schwerkraft heilen Wunden im Unterkiefer zumeist schlechter als im Oberkiefer, da die Wunden immer wieder mit Nahrung und Speichel kontaminiert werden.

Nach meinen Erfahrungen treten demzufolge die meisten Wundheilungsstörungen im Unterkiefer auf, besonders in den Bereichen der Sechser und Achter, unabhängig davon, ob es sich um eine reine Extraktion, eine komplizierte Extraktion oder einen operativen Eingriff handelt.

Es ist bekannt, dass schlecht heilende Wunden häufig eine sogenannte Restostitis oder chronisch-bakterielle Kieferostitis im Gefolge haben. Einzelheiten über das gesamte Umfeld bitte ich in meinem Buch: „Herd, Focus, Störfeld" nachzulesen.

An dieser Stelle geht es mir in erster Linie um die Frage der homöopathischen Begleittherapie, um derartige Zustände wie eine Restostitis vermeiden zu helfen.

Der letzte Teil des Satzes klingt etwas vermessen, er sollte eher heißen: Was kann man nach bestem Wissen und Gewissen versuchen zu tun, um die Wundheilung zu optimieren?

Eine Sicherheit für eine absolut beschwerdefreie Heilung ohne mögliche Folgen kann es in einem derart komplexen System, wie es der Mensch darstellt, nie geben.

Voraussetzung einer guten Wundheilung von Seiten des Chirurgen sind:

* eine gewebeschonende Operation
* bei avitalen Zähnen muss das um den Zahn herumliegende toxische Umfeld, das bereits mit giftigen Produkten (Mercaptan, Thioäther) aus dem Zahn „infiziert" ist, vorsichtig ausgefräst werden.

Eine Verbesserung des Mundmilieus kann neben einer guten Zahnpflege dem Heilungsverlauf nur dienlich sein. Rauchen mit seiner gefäßverändernden Wirkung ist natürlich einer Wundheilung nicht förderlich.

Spülungen vor einem Eingriff und vorsichtiges Spülen danach können mit folgenden Mitteln vorgenommen werden (s.auch Schleimhauterkrankungen):

* Calendula-Essenz Weleda oder Wala
* Vulpur Pekana
* Teebaumöl

Bei tiefen Zahnfleischtaschen kann vor einem Eingriff durch das Spülen mit dreiprozentigem H_2O_2 eine Durchwirkung mit bakterizidem Sauerstoff erzielt werden.

Nun zu den eigentlichen homöopathischen Unterstützungsmitteln (Einzelmitteln), die bereits in dem Kapitel Verletzungen / Verstauchungen angegeben sind.

Um Ihnen, verehrte(r) Leser(in), das leidige Zurückblättern zu ersparen, gebe ich die Heilmittel noch einmal in Stenogramm-Stil an.

Arnica (Bergwohlverleih)
das Mittel bei allen Verletzungen, Verstauchungen, stumpfen Traumen
* Arnica D 12 zwei- bis dreimal täglich zehn Tropfen oder Globuli

Symphytum (Beinwell, Wallwurz, Comfrey)
das Mittel bei allen Knochenverletzungen
* Symphytum D 6, D 8 oder D 10 dreimal täglich zehn Tropfen oder Globuli.

Ruta (Weinraute)
das Mittel bei allen Periostbeteiligungen
* Ruta D 6, D 8 oder D 10 dreimal täglich zehn Globuli /Tropfen.

Hypericum (Johanniskraut)
das Mittel bei Verletzungen der Nerven bzw. postoperativen Neuralgien
* Hypericum D 10 oder D 12 zweimal täglich zehn Tropfen oder Globuli
Einige Autoren geben zudem folgendes Mittel an:

Phytolacca (Kermesbeere)
das Mittel, um bei den Eingriffen einen Störfeld-Streueffekt zu unterbinden, d. h. die Fernwirkungen entlang der Resonanzkette zu

verringern.

* Phytolacca D 6, D 8 oder D 10 dreimal tgl zehn Tropfen/Glob.

Sämtliche Mittel. können einzeln (für Puristen) oder zusammen (für Konzessionsbereite) eingenommen werden.

Am besten gibt man die Tropfenzahl in ein Glas stilles Wasser (oder in gutes Leitungswasser), um den Alkohol nicht so scharf auf der Zunge zu spüren. Das Wasser sollte zur besseren Resorption etwas im Munde belassen werden.

Um dem Patienten das Jonglieren mit so vielen Fläschchen zu ersparen, kann man vom Apotheker die Einzelmittel mischen lassen.

Sollen alle fünf Mittel als Kombination genommen werden, so gibt man dem Apotheker an: aa partes (zu gleichen Teilen) ad 50 (100) ml. In der Apotheke wird nun fünfmal die Mindestmenge 10 (20) ml bestellt und in eine größere 50 (100) ml-Flasche zusammengefüllt.

Es empfiehlt sich, vor der Einnahme die Flasche kurz durchzuschütteln.

Wer den Komplexmitteln mehr zugetan ist, die zudem billiger sind als Apothekenmischpräparate, da sie bereits ab Werk gemischt sind, der greife zu einigen spezifischen Mitteln, die sich im Umfeld operativer Eingriffe bewährt haben.

Um Sie nicht mit fortwährenden Zusammensetzungen zu ermüden, sollen bei nur drei Komplexmitteln exemplarisch die Einzelbestandteile angegeben werden.

* Aqua silicata K komplex Tropfen Nestmann (Zusammensetzung: Symphytum D 6, Asa foetida D 4, Arnica D 4, Angostura D 4, Abrotanum D2, Calendula D 2, Calcium phosphoricum D 8, Calcium fluoratum D 8, Hepar sulfuris D 8, Hypericum D 2, Secale cornutum D 4, Echinacea, D 4, Aqua silicata)

Am besten 3 Tage vor dem Eingriff mit 2-3 x tägl 10 Tropfen in stillem Wasser beginnen bis ca 7 Tage danach

* Symphytum comp. Wala (Globuli, Ampullen)

(Zusammensetzung: Allium cepa D3, Arnica D 3, Stannum met. D 2, Symphytum D 2). Einnahme wie Aqua silicata
  * Odonton Echtroplex Tropfen Weber & Weber
(Zusammensetzung: Arnica D 4, Calendula D 3, Staphisagria D 4, Echinacea, Hepar sulfuris D 8, Kalium bichromicum D 8, Kalium sulfuricum D 8, Symphytum D 6). Einnahme wie Aqua silicata
  Die Zusammensetzung ist natürlich von Firma zu Firma verschieden, je nach Intuition und Zielsetzung des „Komponisten".
  Es gibt noch weitere bewährte Mittel, deren Detailzusammensetzung aus den Firmenkompendien zu ersehen ist (siehe Adressen im Anhang):
  * Traumeel S Heel (Tabletten, Tropfen, Ampullen)
  * Ruta-Gastreu N R 55 Dr. Reckeweg (Tropfen)
  * OSS-regen spag. Peka Pekana (Tropfen)
  Wie lange sollen die Mittel eingenommen werden?
Die Meinungen darüber sind sehr divergierend. Ich möchte Ihnen daher meine Methode weitergeben, da sie sich in meiner Praxis bewährt hat,
  Mir geht es darum, den Organismus für den Zeitpunkt des Ereignisses, also den operativen Eingriff, vorzubereiten und nach Möglichkeit über die kritischen Klippen der ersten postoperativen Tage hinwegzuhelfen.
  Der Patient beginnt drei Tage vor dem Eingriff mit der Einnahme: Zwei- bis dreimal täglich zehn bis max. 15 Tropfen / Globuli oder 1 Tablette. Dreimal tägliche Einnahme ist besonders von Berufstätigen nur schwer einzuhalten, daher muss man bei Berufsätigen eben einen Kompromiss (2 x täglich) eingehen.
  Nach dem Eingriff nimmt der Patient die Mittel ungefähr sieben bis zehn Tage weiter ein. Diese Standard-Therapie - so will ich sie einmal nennen - dürfte in der Mehrzahl der kieferchirurgischen Eingriffe durchaus ihren Zweck erfüllen.
  Dazu würde ich - mit kleinen Abstrichen je nach individueller Aus-

105

gangslage - folgende Bereiche zählen:
* Obere Frontzähne einschließlich der Prämolaren
* Untere Frontzähne, mit Einschränkung einschließlich der Prämolaren. Je weiter man, besonders im Unterkiefer, in die hinteren Bereiche der Molaren kommt, desto problematischer kann die Heilung sein und desto größer sind zumeist die möglichen Nachbeschwerden und vor allem die Gefahr der Nichtausheilung oder das Entstehen einer trockenen Alveole mit den bekannten Schmerzen.

Ein mehrwurzeliger Zahn hinterlässt einen respektablen Defekt, der zuerst durch ein Blutkoagulum aufgefüllt, später durch Blutgefäße nutritiv versorgt und organisiert und schlussendlich wieder in Kieferknochen umgewandelt werden soll.

Und das alles unter diesen nicht gerade günstigsten Bedingungen! Wahrlich eine Meisterleistung der Natur, wenn es tadellos und vollständig funktioniert!

So wird man bei der Extraktion eines unteren avitalen Sechsers bzw. bei der Revision einer Restostitis eines Achters zusätzliche Mittel einsetzen.

Da die summative Aufzählung für den Anfänger verwirrend sein mag, werde ich am Schluss dieses Kapitels exemplarisch eine Begleittherapie bei zwei ausgesuchten Fällen ausführlich angeben. Die folgenden Angaben sind daher ohne Angaben der einzelnen Potenzierungen, das wird aber bei den ausgesuchten Fällen aufgeführt.

1. Organpräparate wie
* Maxilla feti Wala (Oberkiefer)
* Mandibula feti Wala (Unterkiefer)
* Medulla ossium Wala (Knochenmark)
* Periodontium Wala (Zahnbett)
* Memrana sinuum paranasalium (Nasennebenhöhlen)

2. Nosoden wie
* Kieferostitis Injeel Heel
* Granuloma dentis Injeel Heel

3. **Calcium-Präparate** zur Förderung des Wiederaufbaus der Knochensubstanz wie z.B.

Homöopathika
* Calcium phosphoricum D 12
* Calcium silicicum D 10 oder D 12
* Calcivitan similiaplex Pascoe
* Biochemie Nestmann D 12 Calcium phosphoricum D 12

Mineralmittel
* Osteoron mineral Nestmann Tabletten
* Unexym vital Dragees Repha

4. Bei Abwehrschwäche und Infektionsneigung
* Echinacea comp. Tabl. Cosmoplex Heel
* Zell-Aufbau II KN Tropfen magnet-activ

5. Bei lymphatischer Schwäche zur Förderung des Abtransportes der „Stoffwechselschlacken"
* Lymph-Salben (siehe dort)
* Folliculi lymphatici aggregati Ampullen Wala
* Lymphaden Tropfen Hevert

6. Bei einer odontogenen Sinusitis (meist Zähne im Oberkiefer)
* Membrana Sinus maxillaris Ampullen Wala
* Membrana sinuum paranasalium Ampullen Wala

Diese Ampullen schützen auch die Operationswunden im Oberkiefer gegen eine Infektion aus den Nasen-Nebenhöhlen

Zusätzlich homöopathische Mittel wie
* Hydrastis komplex Nestmann
* Luffa Tabletten Nestmann
* Sinuselect Dreluso
*Cinnabsin Tabletten DHU
* Spenglersan G Kolloid Meckel-Spengersan (eine Nosode für die Schleimhäute im Kopf-Hals-Gebiet - Empfehlung morgens nach dem Duschen 2 Sprühstöße in die Ellenbeuge)

7. Bei der Gefahr einer **Irritation / Verletzung des Nervus alveolaris inferior oder Nervus mentalis**
   * Nervus trigeminus Ampullen Wala
   Es kommt oft vor, daß nach einem Eingriff im Unterkiefer eine teilweise Parästhesie (teilweise Taubheit) der jeweiligen Seite der Lippe auftritt. Dann muß man am besten neben den Organpräparaten wie Mandibula feti und Nervus trigeminus zusätzlich sofort Vitamin B1 geben.

8.. Als Mittel mit omnipotenter Heilkraft
   * Funiculus umbilicalis Ampullen Wala
   * Coenzyme comp Ampullen Heel
   Hinweis: Sämtliche Ampullen können auch getrunken werden. Am besten löst man sie in ein Glas mit stillem Wasser auf und trinkt sie unter gründlicher Einspeichelung.

Neben diesen homöopathisch ausgerichteten Heilmitteln wären noch zwei Enzympräparate zu nennen:
   * Bromelain Dragees ursapharm
   * Phlogenzym aktivTabletten Mucos
Sie sind bei der Resorption von Ödemen und Schwellungen hilfreich.

Auch wenn Sie nun glauben, Ihre Aufnahmekapazität wäre ob der Vielfalt der Mittel fast erschöpft, muss ich Ihnen noch ein Zusatzpaket präsentieren.

Im Körper hängt alles mit allem zusammen.
Das bedeutet: Ereignisse in einem Bereich des Organismus haben Auswirkungen auf andere, teilweise entfernt liegende Areale. Aus der chinesischen Akupunktur-Lehre und ihren Meridianen sind diese Relationen schon seit langem bekannt.

In Anlehnung an moderne Vorstellungen habe ich dafür den Ausdruck Resonanzketten geprägt, über die ich bereits in anderen Büchern ausführlich referiert habe.

Was bedeutet diese Erkenntnis nun für unsere Abhandlung der

kieferchirurgischen Begleittherapie?

Die Odontone, wie Dr. Voll das Gesamtgebilde Zahn nannte, haben Auswirkungen auf bestimmte Organe. Umgekehrt - es gibt im Körper keine Einbahnstraßen - besteht ebenfalls eine Wirkung der Organe auf das ZahnKiefer-Areal.

Das hat bestimmte Konsequenzen, deren sich die meisten (Zahn) Ärzte nicht bewusst sind. Eine mit Sorgfalt vorgenommene Operation in einem Kiefergebiet kann in ihrer Heilung durch ein (energetisch oder bereits physisch) krankes Organ gestört werden.

Die Folgen sind: Nachbeschwerden, schlimmstenfalls ein Rezidiv. Daraus resultiert: Eine Behandlung eines Zahngebietes erfordert eine Parallel-Therapie des resonanzkettenmäßig dazugehörigen, das Schwingungsmuster der Gesamtkette aber negativ beeinflussenden Organs. Zwei Beispiele sollen diesen Teil des Kapitels etwas erhellen.

1. Bei avitalem oberem Einser und Nierendysfunktion
Im Falle einer Extraktion empfiehlt es sich beispielsweise folgende Mittel zusätzlich einzusetzen:
* Renes D 12 Amullen Wala
* Solidago H 32 Tropfen Nestmann
* Solidago-kpl. Minodyn Nr. 18 Tropfen elha
2. Avitale untere Eckzähne und funktionelle Gallenblasenstörungen: Im Falle einer Extraktion zusätzlich:
* Vesica fellea D 12 oder D 15 Ampullen Wala
* Chelidonium F komplex Tropfen Nestmann
Um diesen relativ großen, aber wichtigen Gesamtkomplex in eine nachvollziehbare und anschauliche Form zu bringen, gebe ich zwei Patientenfälle an.

Erster Patient als Beispiel:

Eine 46jährige Patientin berichtet über häufige Lymphknotenschwellungen im rechten Submandibularbereich.

Der Zahn 46 wurde mit 28 Jahren gezogen, da sie, obwohl wur-

109

zelbehandelt, ständig Beschwerden an diesem Zahn verspürte. Auch eine Wurzelspitzenresektion brachte keine Besserung. Die Wundheilung war schlecht, es mussten diverse Tamponaden gelegt werden.

Mit 32 Jahren Blinddarmentfernung. Ebenfalls schlechte Verheilung, Verwachsungen. Ab und zu stechende Beschwerden in der Gegend. Die Patientin leidet seit der Pubertät an Verstopfung, neigt zur Fülle, nascht gern. Im gynäkologischen Bereich: Zweimal Candida-Mykosen. Speichel-Test: pH-Wert liegt im sauren Bereich.

Elektro-Akupunkturtest (VEGAtest): Restostitis 46, im Röntgenbild deutlich als „Zahnschatten" sichtbar.

Therapie: Erster Schritt:

Ernährungsberatung, Reduzierung der raffinierten Kohlenhydrate, Umstellung auf mehr basische Kost.

Zusätzlich:

Nepro-Rella Tabletten Nestmann, dieses Mikroalgenpräparat ist gut verdaulich und hat wegen seines Chlorophyll-Gehaltes zusätzlich eine positive Auswirkung auf den Gesamtorganismus

Schüßler-Salze für die Besserung des Mineralhaushaltes

Luvos Heilerde 1 fein, morgens 1 Meßlöffel in Wasser

Zweiter Schritt:

Revision der Restostitis 46

* Vorsichtiges Spülen mit Teebaumöl (intensive Wirkung, daher nur zwei bis drei Tropfen auf ein Glas Wasser)

* Aqua silicata K komplex Nestmann ,

ab drei Tage vor dem Eingriff zweimal täglich zehn bis 15 Tropfen in stillem Wasser bis 10 Tage nach dem Eingriff

Zur besseren Entgiftung / Ausleitung wird zusätzlich also ein Nieren-und ein Lebermittel eingesetzt.

* Mandibula D 12 Ampullen Wala

* Colon suis Injeel Ampullen Heel

Die Ampullen trinkt der Patient ab drei Tage vor dem Eingriff, di-

rekt nach dem Eingriff werden die Mittel injiziert (i. m. oder submucös, nicht subperiostal), dann weiter pro Tag je eine Ampulle, bis
die Ampullen aufgebraucht sind.

Für Bindegewebe und Lymphe sowie die Knochenregeneration
nimmt die Patientin:

* Calcium silicicum D 12, zweimal täglich zehn Tropfen oder
* Biochemie Nestmann Nr 2 D 12 (Calcium phosphoricum) 3 Tabl
täglich

Nach der Revision verschwinden die rezidivierenden Lymphknotenschwellungen am Unterkieferrand. Das Stechen in der Blind-
darmgegend tritt nur noch selten auf.

Und was die Patientin am meisten verblüffte: Auch der Stuhlgang
normalisierte sich.

Zweiter Patient als Beispiel:

Ein 56jähriger Patient, bislang fast nie krank, leidet unter Leis-
tungsabfall und Herzrhythmusstörungen (Tachykardien), für die
keine Erklärung zu finden ist.

Nachdem alle Untersuchungen nichts Definitiv-Fassbares ergeben
haben, sind die Zähne der letzte Versuch.

Einige Amalgamfüllungen zeigen sich ohne bemerkenswerte
Spannungs- und Stromstärkewerte.

Elektroakupunkturtest: Restostitis 38

Resonanzketten: Herz / Dünndarm sowie Energiehaushalt

Empfehlung: Revision der Restostitis 38

* Spülen mit Calendula Essenz Weleda
* Aqua silicata K komplex Tropfen (oder andere), zwei- bis drei-
mal täglich zehn bis 15 Tropfen ab drei Tage vor dem Eingriff bis
14 Tage danach.
* Mandibula D 12 Ampullen Wala
* Medulla ossium D 12 Ampullen Wala
* Coenzyme comp Ampullen Heel

Diese Ampullen ab drei Tage vor dem Eingriff trinken, direkt da

111

nach injizieren, dann weiternehmen.

Zur besseren Calcifizierung:

* Biochemie Nestmann Nr. 2 D 12 (Calcium phosphoricum) zwei x tägl drei Tabletten.

Ein optimaler Zeitpunkt für den operativen Eingriff ist die Zeit von 11 - 13 Uhr; nach der chinesischen Maximalzeituhr hat in diesen zwei Stunden das Herz seine beste Zeit.

Damit sinkt die Gefahr unliebsamer Herz- und Kreislaufzwischenfälle.

Um Problemfälle besser zu beherrschen, sind wir in der Praxis dazu übergegangen, zeitmäßige Konstellationen wie Biorhythmus und Mondrhythmus auf Wunsch bei derartigen Eingriffen zu berücksichtigen. An Hand einer Computer-Grafk, die Biorhythmus und Mondrhythmus kombiniert, werden dann die für den Patienten nach empirischem Wissen günstigen Daten eingezeichnet.

Tipp: Eine gute Voraussetzung für ein gutes Milieu im Munde, das günstig für die Extraktion / Operation ist, ist das Spülen mit Ringana Zahnöl (enthält div. Öle), auch für frischen Atem geeignet.

Blutungsneigung

Nicht immer verläuft eine Operation ohne Komplikationen. Es können intra-operative Blutungen oder Nachblutungen auftreten.

Neben den üblichen Maßnahmen wie Drucktamponade oder die Applikation von Tupfern, die blutungsstillende Zusätze enthalten, ist es ratsam, einige Homöopathika in Reichweite zu haben.

Bei venösen Blutungen / Sickerblutungen

* Hamamelis D 6, D 8 oder D 10 (am besten Tropfen)
oder

* Millefolium D 6, D 8 oder D 10 (am besten Tropfen)
mehrmals stündlich fünf bis zehn Tropfen oder als Ampulle in die Nähe der Blutung injizieren.

Bei den gefährlicheren arteriellen Blutungen, die im Pulsrhythmus austretendes Blut zeigen, sollte man neben der örtlichen Komprimierung folgendes Mittel zur Hand haben:

* Phosphorus D 200 Ampullen D H U. Eine Ampulle direkt neben die Blutungsstelle injizieren.

Gelber Phosphor wurde früher als Rattengift eingesetzt. Die Ratten starben dann an inneren Blutungen, speziell Leberblutungen.

An diesem Mittel zeigt sich einmal mehr das Prinzip der Homöopathie, das „Similia similibus curentur".

Es war für mich einige Male erstaunlich zu erleben, wie schnell die Blutung danach aufhörte.

Einige Firmen bieten auch Komplexmittel für diese Zwecke an, die Millefolium oder Hamamelis enthalten.

Postoperative Beschwerden

Trotz aller Vorsichts- und Vorsorgemaßnahmen kann es trotzdem zu Schmerzen oder gar Wundheilungsstörungen kommen.

* Bei starken Schwellungen können noch nachträglich, falls nicht vorher gegeben, die Mittel, wie sie im Kapitel über kieferchirurgische Eingriffe angegeben sind, eingesetzt werden.
* Bewährt haben sich auch Enzym-Präparate wie
* Bromelain Tabletten Ursapharm

Zusätzlich bewährt haben sich Lymphdrainagen und, falls möglich, Farblichtbestrahlungen mit der Farbe Blau oder, falls diese Möglichkeit nicht besteht, auch nur blaue Tücher auflegen.

* Bei starken Schmerzen
* Maxilla feti / Mandibula feti D 15 oder D 30 Wala

Je nachdem, um welchen Kiefer es sich handelt, täglich intraoral oder intramuskulär injizieren. Zur Not können die Ampullen auch getrunken werden

* Nervus trigeminus D 15 oder D 30 Wala injizieren.
* Hypericum D 10 oder D 12 DHU injizieren.

* Bei zerfallendem / zerfallenem Wundkoagulum Wunde gründlich säubern mit H_2O_2 3%ig oder Calendula Essenz.

* In der Fachsprache nennt man das eine trockene Alveole (Zahnfach) - immer eine schwierige Situation, da sich keine Blutgefäße bilden. Hier besteht immer die Gefahr, daß sich eine Restostitis bildet. Aber wichtig ist, daß der Patient von seinen Schmerzen befreit wird.

* Pyrogenium D 10 oder D 12
* Echinacea D 10
* Lachesis D 12

Entweder Pyrogenium allein oder zusammen mit einem der anderen beiden Mittel vestibulär injizieren.

Gerade bei diesen Wunden zeigt sich die Indikation von Pyrogenium.

Die oft stinkende, jauchige Wunde schreit geradezu nach dem ihr ähnlichen Prinzip, dem verdorbenen Fleisch - dem Mittel. Pyrogenium.

Unbedingt muss in solchen Fällen das Gedankengut der Resonanzketten in die Therapie einbezogen werden, d. h. die korrespondierenden Organe müssen unterstützend behandelt werden.

Natürlich sind zusätzlich entzündungshemmende und infektionsreduzierende Komplexmttel ebenso geeignet, z.B.

* Hepar sulfuris 68 Tabletten Nestmann drei bis fünf mal täglich eine Tablette
* Hepar sulfuris 111 Tabletten Synergon Kattwiga drei bis fünfmal täglich eine Tablette (in diesem Mittel ist zusätzlich das bereits vorher erwähnte Pyrogenium sowie Lachesis enthalten).

Jeweils bis die Entzündungen und Schmerzen abgeklungen sind.

Neuralgien, Kopfschmerz, Migräne

Neuralgien

Wie schwer diagnostizierbar und in ihrer Kausalität verifizierbar Neuralgien (natürlich auch der Kopfschmerz und ebenso die Migräne) sind, zeigt die Tatsache, dass solche Menschen sehr oft zwischen den Einzeldisziplinen der Medizin hin- und her „geschoben" werden. Vor einer direkten Behandlung der Neuralgien im Kopfgebiet ist es unumgänglich, andere „Ursachen" im zahnärztlichen Bereich auszuschließen.

Dazu zählen:

* Chronische (subakute) Pulpitiden

* Chronische Kieferostitiden, die häufig durch die darin enthaltenen Erreger eine Reizung des Nervus trigeminus auslösen können

* Überprüfen der intraoralen Metalle. Hohe Spannungen - manchmal fragt man sich, wie Menschen derart extreme Batterie-Effekte aushalten - können zu nervalen Irritationen führen. Unter solchen Voraussetzungen können auch Homöopathika nur versagen.

* Erkrankungen der Nasennebenhöhlen.

Die neuralgiformen Beschwerden haben in ihrer subjektiv empfundenen Schmerzqualität ein breites Spektrum.

Von der leicht nagenden, vor sich hin schwelenden Störung des Allgemeinbefindens bis zur einschießend-blitzartigen Attacke der gefürchteten Trigeminusneuralgie, die bei Berührung, Zähneputzen, Niesen oder Gähnen auftreten kann.

Wenn mit klinischen Untersuchungsmethoden und den Diagnosemitteln der so genannten Alternativ- oder Komplementärmedizin keine auslösenden Faktoren gefunden werden, dann wird man mit den Mitteln der Homöopathie dem Patienten zu helfen versuchen.

* Hypericum D 10 oder D 12

* Mezereum D 8, D 10 oder D 12

* Ranunculus D 8, D 10 oder D 12

zweimal täglich zehn bis 15 Tropfen von einem der Mittel. Aus der Gruppe der Komplexmittel bieten sich an:

* Mezereum Komplex Nestmann

zweimal täglich zehn bis 15 Tropfen im Akutfall stündlich.

* Neuralgie-Gastreu R 70 Dr. Reckeweg
* Aconitum comp. Wala

entweder als Injektion oder als Globuli (ein- bis mehrmals täglich fünf Globuli) oder als Öl zum äußerlichen Einreiben der Schmerzstelle.

Es besteht ein Zusammenhang zwischen Vitamin B - speziell Vitamin B 1-Mangel - und Tendenzen zu Neuritiden / Neuralgien.

Daher empfiehlt sich die Gabe von Vitamin B 1.

Eine oft anzutreffende Fehldiagnose ist die klinische Feststellung: „Trigeminusneuralgie", obwohl die typischen Kriterien einer derartigen Erkrankung überhaupt nicht vorliegen.

* Ein Dauerschmerz ist keine Trigeminusneuralgie!

Das Prekäre ist dabei nicht die Fehlinterpretation, sondern die daraus resultierenden Fehltherapien!

Patienten werden gar nicht selten über längere Zeiträume mit unpassenden und nebenwirkungsbehafteten Allopathika / neurologischen Mitteln behandelt. Es bleibt nicht aus, dass dann die Patienten selbst den Mut aufbringen, die ineffizienten und schädlichen Medikamente abzusetzen.

Neben den bereits aufgeführten Heilmitteln ist der Einsatz von Organpräparaten zu empfehlen:

* Nervus trigeminus D 20 oder D 30 ein- bis zweimal wöchentlich trinken oder im Akutfall injizieren.

Bestimmte Viren-Arten besitzen eine Affinität zum dreigeteilten Gesichtsnerv.

Fragen Sie daher in derartigen Fällen den Patienten immer, ob er

* einmal eine Gürtelrose (Herpes zoster)

oder

* einmal die Windpocken (Varizellen), in erster Linie nach der Pubertät im Erwachsenenalter, gehabt hat.

Die Elektroakupunktur kann notfalls durch das entsprechende Austesten

* der viralen Belastung und
* der geeigneten Potenz

weiterhelfen.

Zu verordnen wäre dann:

* Herpes zoster Nosode Ampullen Heel

In seltenen Fällen kann zusätzlich die Herpes-simplex-Nosode benötigt werden.

Kopfschmerzen

Die Behandlung mit Einzelmitteln war bereits das Hauptthema eines der vorigen Kapitel..

Therapeuten, die Komplexmitteln den Vorzug geben, können aus der Namensgebung vielfach die Kopfschmerzmittel. herausfinden, z. B.

* Elhadolor Tropfen
* Gelsemium Komplex Nestmann Tropfen
* Iris similiaptex Pascoe Tropfen
* Spigelon Heel Tropfen / Tabletten
* Gelsemium Homaccord Heel Tropfen
* Sanguinaria Synergon Nr. 85 Kattwiga Tropfen
* Melilotus Synergon Nr. 86 Kattwiga Tropfen

Sämtliche Mittel können zwei bis dreimal täglich zehn bis 15 Tropfen, im Akutfall stündlich eingenommen werden.

Bei kontinuierlichen Kopfschmerzen, die sich als therapieresistent erweisen, ist es unerlässlich, zur Abklärung raumfordernder Prozesse die Möglichkeiten der heutigen modernen Medizin anzuwenden, z. B. Computertomogramm oder Kernspintomogramm.

Migräne

Es scheint so etwas wie einen Migränetyp zu geben, der sich durch folgende Merkmale auszeichnet:

* Überdurchschnittlicher Ehrgeiz
* Orientierung an der Leistung (nur Leistung zählt)
* Drang zum Perfektionismus
* Motto: Erfolg ist das wichtigste im Leben

Zudem unterscheiden sich die Geschlechter weitgehend bei der resonanzkettenmäßigen Kausalbetrachtung. In solchen Fällen ist das Wissen um Akupunktur-Meridiane von Bedeutung.

Eine große Zahl von Meridianen verläuft über den Kopf, davon sind es insgesamt drei, die den gesamten Körper von den Füßen bis zum Kopf durchqueren:

* Magen-Meridian
* Gallenblasen-Meridian
* Blasen-Meridian

So spielen bei Frauen überwiegend der Unterleib (Blasen-Nieren-Meridian, endokriner Meridian), Gallenblase, Leber und der Darm als „Auslöser" eine Rolle.

Bei Männern sind es hauptsächlich Magen, Darm, Niere und Prostata (Blasen-Meridian). Es würde den Rahmen eines Homöopathie-Buches bei weitem sprengen, den Verlauf der Meridiane am Kopf als Grafiken zu illustrieren. Ich bitte den interessierten Leser, die Bücher der Elektroakupunktur für diese Zwecke einzusehen. Sie finden aber auch die Skizze in meinem Buch „Jenseits der Molaren - Zahnmedizin oder Zahn-Heilkunde".

Die Symptome der Migräne sind wohl weitestgehend bekannt. Plötzlich auftretende, manchmal über einen längeren Zeitraum anhaltende, meist einseitige Kopfschmerzen, die mit Schwindelgefühlen, Brechreiz, Hör- und vor allem Sehstörungen einhergehen bzw einhergehen können, oft extreme Lichtempfindlichkeit, so dass die Patienten im abgedunkelten Raum liegen müssen.

118

Die Lokalisation der Beschwerden und das Wissen um die energetische Topografie ist bei der Behandlung von großer Bedeutung. Zur Verdeutlichung seien einige Bereiche des Kopfes mit der adäquaten Therapie für diese Resonanzkette aufgeführt, zu der zumeist noch migränespezifische Mittel hinzukommen. Eine Abrundung der Behandlung stellt die Unterstützung / Stabilisierung durch Organpräparate dar.

Herstellerfirmen:

Wala, Heel,

Lokalisation

Schläfe, meist rechts

Resonanzkette Gallenblase

Heilmittel:

Chelidonium komplex Tropfen Nestmann

Plumbum spag. Tropfen Phönix

Lokalisation

Bereich hinter dem Auge

Resonanzkette Leber

Heilmittel

metahepat Fackler

Dolichos F kplx. Tropfen Nestmann

Carduus marianus Similiaplex Pascoe

Lokalisation

Bereich median vom Auge, vom Nacken hochsteigend

Resonanzkette Blase (Niere)

Heilmittel

Solidago spag. Tropfen Phönix

Solidago H Tropfen Nestmann

Die eigentliche schwere Migräne ist zusätzlich noch durch eine gewisse Fehlfunktion der Hirnarterienmuskulatur gekennzeichnet.

119

Die Schmerzen treten bei der Dilatation der Gefäßwände auf.
Allgemeine Migränemittel:
* Migräne Hevert N Tropfen Hevert
dreimal täglich 10 bis 15 Tropfen, im akuten Stadium stündlich.
Zur Verdeutlichung noch einmal die Zusammensetzung, die auf die Eu-Funktion der Gefäßwände abzielt:
(Rutin D 1, Aconitum D 3, Iris D 3, Glonoinum D 3, Atropin sulf. D 3, Gelsemium D 3, Secale cornutum D 3).
Das letzte Mittel, Secale cornutum (Mutterkorn), hat eine positive Wirkung auf periphere Durchblutungen.
* Migräne-Echtroplex S Weber & Weber Tropfen dreimal täglich 10 bis 15 Tropfen, immer in stillem Wasser.
Bei der Angabe der Indikation der Mittel unterscheidet die Firma Truw bereits zwischen rechtsseitig, linksseitig, Hinterkopf und gesamter Kopf.
* Spigelia cps. Truw, Tabletten linksseitig
* Robinia cps. Truw, Tabletten rechtsseitig
* Glonoinum cps. Truw, Tabletten insgesamt
* Agaricus cps. Truw, Tabletten Nacken Kopf insgesamt
Im Hinblick auf die Instabilität der Gefäßwandmuskulatur bieten sich noch folgende Organpräparate an:
* Arteria carotis communis et sinus caroticus D 12 oder D 15 Ampullen Wala
zweimal wöchentlich eine Ampulle trinken oder injizieren.
Für eine Differenzierung der ebenfalls in Frage kommenden Arteria cerebri media Wala gegenüber den beiden zuerst genannten Präparaten sind Testmethoden wie die Elektroakupunktur oder das Vegatest-Verfahren empfehlenswert.
Um diesen unerschöpflichen Themenbereich nicht noch weiter auszudehnen, mögen diese Angaben vorerst einmal genügen.
Hinter chronischen Kopfschmerzen / chronischer Migräne stecken, wie weiter oben kurz angedeutet, immer psychische Gründe, falls

nicht ein organischer Defekt welcher Art auch immer vorliegt.

Der Volksmund vermag es prägnant-intuitiv in Kurzform zu fassen: Ein pedantischer Mensch zerbricht sich den Kopf über bestimmte Probleme.

Menschen, die zu hektisch einem Ziel nachjagen, haben oft einen Schädel zum Platzen. Besser für diese Hektiker wäre ein kühler Kopf.

Wenn jemand partout mit dem Kopf durch die Wand will, darf er sich nicht wundern, wenn ihm der Schädel brummt.

Verspannungen, Verkrampfungen, Bruxismus

Fixationen auf bestimmte Themenbereiche und Verfolgen von Zielen, die für die Person realitätsfern sind, sowie Angst und Furcht setzen den Menschen unter Spannung.

Die Empfehlung „loszulassen" von allen überfordernden Dingen, ist einfach gesagt, aber oft schwer nachzuvollziehen.

Parallel zu einer Behandlung mit Heilmitteln oder gar allopathischen Medikamenten wären zumindest als Eigenleistung autogenes Training oder Meditationsübungen zu empfehlen.

Ein Hinterfragen dessen, was den Patienten derart in Spannung versetzt, ist ebenfalls zu begrüßen.

Die Verspannungen zeigen sich an der glatten und quergestreiften Muskulatur, d. h. sie erstrecken sich von der Skelettmuskulatur über die glatten Muskeln der Hohlorgane des Bauchraums bis zu den Muskeln der Gefäßwände.

Das Gebiet ist zu umfangreich, um ausführlich darauf einzugehen. Ich möchte mich daher nur auf einige pragmatische Tipps beschränken.

Das Mittel bei Krämpfen etc. ist:
* Cuprum met. D 8, D 10 oder D 12
zweimal täglich zehn bis 15 Tr. / Globuli.

Bei starker Verkrampfung:

* Cuprum met. D 30

ein- bis zweimal wöchentlich fünf Tropfen/Globuli.

Weiterhin kommen in Frage:

* Magnesium phosphoricum D 10 oder D 12
* Biochemie Nestmann Nr. 7 D 6 (Magnesium phosph.)

Magnesium ist dann indiziert, wenn eine erhebliche Stress-Komponente hinzukommt

Bei Unruhe, Zittern und evtl. Schlafproblemen wird man Zink verabreichen.

* Zincum met. D 12 täglich zehn bis 20 Tropfen/Globuli.

Weitere entsprechende Mittel sind im Kapitel über Schlaflosigkeit angegeben.

Zieht man in der Alltagspraxis die Komplexmittel vor, so haben sich bei mir insgesamt drei Mittel bewährt:

* Aspas spag. Tropfen Pekana

zwei- bis dreimal täglich 20 Tropfen.

* Cuprum Komplex Tabletten Nestmann

zwei- bis dreimal täglich ein bis zwei Tabletten

Dieses Mittel enthält homöopathisches Kupfer, Magnesium und Zink.

* Spascupreel Tabletten oder AmpullenHeel

zwei- bis dreimal täglich eine Tablette, im akuten Fall: eine Ampulle i.m. oder submukös.

Dieses Thema wurde von mir, obwohl es vordergründig nicht so wichtig erscheint, bewusst mit einigen Hinweisen angegangen, da das Wissen um dieses Gesamtgebiet dem Zahnarzt so manche Tätigkeit erleichtern kann, z. B. die

* Angst vor dem Zahnarzt (=Stress)
* Kieferrelationsbestimmungen
* Abdrucknahmen

So manchmal bessern sich neben dem gewünschten Effekt noch andere Symptome, z. B. im Bauchraum, wobei hier häufig an Colocynthis zu denken ist.

Kiefergelenkbehandlungen

Es ist keine leichte Aufgabe für ein (doppeltes) Gelenk, zwei so ungleiche Brüder wie den festen Oberkiefer und den mobilen Unterkiefer miteinander zu verbinden und dabei noch folgende mögliche Komplikationen zu kompensieren:
* Fehlerhafte Anlagen (Dysgnathien)
* Unzulängliche kieferorthopädische Behandlungen
* Kronen, Brücken und Prothesen mit insuffizienter Okklusion.

Kommen noch energetische Störungen auf den beiden Meridianen, die das Kiefergelenk überqueren, dem Magenmeridian und dem endokrinen (hormonellen) Meridian hinzu, bricht das System zusammen.

In meinem Buch „Jenseits der Molaren" habe ich das Kiefergelenk ausführlich aus der biologisch-naturheilkundlichen Perspektive und im Buch „Mars im Spiegel" aus einer mehr symbolhaften Sichtweise beleuchtet, so dass ich mich auf den Therapieansatz beschränken möchte.

Jedwede Kiefergelenkbehandlung erfordert neben einer funktionell-technischen eine mehrfacettierte biologische Begleittherapie.
* Lymphaktivierung
Dazu verweise ich auf das betreffende Kapitel
* Verbesserung der nutritiven Versorgung
Der Discus articularis ist wie alle Knorpelgewebe ein so genanntes bradytrophes Gewebe, die Zufuhr von „Baumaterialien" und Wirkstoffen ist stark verzögert.
* metaossylen N Fackler
zwei- bis dreimal täglich zehn Tropfen.
Metaossylen normalisiert die trägen Stoffwechselverhältnisse um das Gelenk herum.
* Biochemie Nestmann Nr. 11 D12 Silicea - wichtig für Knorpel

Äußerliche Mittel
* akute Beschwerden
* Kalantol Pflegebalsam Phönix
äußerlich am Gelenk einreiben, zur längeren Einwirkung ggf. nachts
ein Pflaster darüber.
   * Cartilago comp., Unguentum Salbe Wala, die betreffenden Gelenke einreiben

Gelenkspezifische Mittel
* Stellaria spag. Tropfen Phönix
zweimal täglich 15 bis 20 Tropfen
   * Cartilago comp Globuli Wala
   * Cartilago / Echinacea comp. Globuli Wala
   * Cartilago / Mandragora comp. Globuli Wala
   je 10-15 Globuli tägl

Organpräparate
Akute Beschwerden
 Hochpotenzen wie
* Articulatio temporo-mandibularis D 30 Wala
* Membrana synovialis D 30 Wala
einmal täglich eine Ampulle trinken oder injizieren.
Chronische Zustände
Tiefpotenzen wie:
* Articulatio temporo-mandibularis D 5, D 6 Wala
* Membrana synovialis D 5, D 6 Wala
einmal täglich eine Ampulle trinken oder injizieren.

Zusätzliche Homöopathika
Bei akuten Beschwerden haben sich zusätzlich Mittel wie Arnika,
Belladonna etc. bewährt.

Im chronisch-degenerativen Fall ist man bestrebt, die darniederliegenden Stoffwechselvorgänge mit durchblutungsfördernden Mitteln wie Aesculus und Secale cornutum zu aktivieren und ggfs. von außen durch Massagen und Physiotherapie zu helfen.

Selbstverständlich sind diese Angaben „nur" Zusatz-Therapien, der Zahnarzt ist natürlich auch gefordert, mit seinen Möglichkeiten wie Schienen etc zu helfen

Korrespondierende Meridiane

Der stressgeplagte Managertyp, dem alles auf den Magen schlägt und die Frau im Klimakterium mit ihrer hormonellen Imbalance bilden das Gros der „Kiefergelenk-Patienten". Somit muss der Therapeut Einzel- oder Komplexmittel für den Magen und die hormonelle Steuerung kennen.

Da es sich um eine Begleittherapie handelt, verzichte ich auf die Angabe der vielfältigen Einzelmittel (Magen: z. B. Nux vomica, Argentum nitricum, Mentha peperita etc. etc.; hormonelle Achse: z.B. Sepia, Ignatia, Pulsatilla, Cimicifuga etc.), sondern möchte dem behandelnden Kollegen einige bewährte Komplexmittel an die Hand geben.

Magenmeridian (s. auch Konstitutions-Typen)
* Nux vomica komplex 81 Nestmann Tropfen
* Löwe komplex Nr. 6 Nux vomica Infirmarius Tropfen
* Nux vomica Homaccord Heel Tropfen
* Nux vomica Synergon 51 Kattwiga Tropfen
* Gastricum Heel Tabletten
* Bismutum F Tabletten Nestmann
* Iberogast Steigerwald Tropfen (Phytotherapeutikum)

Endokriner (hormoneller) Meridian
Da es sich meistens um weibliche Patienten handelt, sind die Mit-

tel auf funktionelle Störungen des Genitalbereiches und des Zyklus sowie den perioklimakterischen Zeitraum ausgerichtet.

Wenn die Mittel Organpräparate enthalten, sind diese zum besseren Verständnis extra angegeben.

* Hormeel SN Heel Tropfen
zwei- bis dreimal täglich zehn Tropfen.

* Drüsen-Tropfen II nach Dr. Stefan magnet-activ
zwei- bis dreimal täglich zehn Tropfen.

* Nemafam Tropfen Nestmann
zwei- bis dreimal täglich 10 Tropfen.

* Klimactiv Tropfen magnet-activ
zwei- bis dreimal täglich 10 Tropfen.

* Glandulae-F-Gastreu R 20 Tropfen Dr. Reckeweg
(Glandulae suprarenalis D 12, Glandulae thymi D 12, Hypophysis D 12, Ovarium D 12, Pancreas D 12, Thyreoidinum D 12)
Einmal täglich zehn bis 15 Tropfen.

Mit Hilfe der Elektroakupunktur können die Bestandteile (Drüsen) einzeln getestet und verordnet werden. Als generelle Hilfe ist zusätzlich an die (weiblichen) Konstitutionsmittel Pulsatilla, Ignatia und Sepia zu denken.

Falls die diversen Hinweise in diesem Kapitels überlesen worden sein sollten, möchte ich sie der Eindringlichkeit halber noch einmal wiederholen: Die gesamte Homöotherapie soll keineswegs die klinische Untersuchung (funktionsanalytische Diagnostik) und die konservative Therapie ersetzen. Zusammen stellen sie ein wertvolles Gespann dar, oft bringt die biologische Heilkunde allein zumindest eine Besserung, in vielen Fällen wird die diagnostisch fundierte und therapeutisch durchdachte Anwendung von Aufbissbehelfen / Schienen unumgänglich sein.

Sollten die weiter oben angegebenen Faktoren wie Stress und Klimakterium in Frage kommen, sind bei weiblichen Patienten gynäkologische Beratungen oder bei männlichen Patienten Stress-Abbau-Seminare zu empfehlen. Die Homöopathika können dabei eine Zusatzhilfe sein.

Gesichtszuckungen, Lähmungen, Paresen

Ohne auf die letzten anatomischen Details eingehen zu wollen, kann man vereinfacht konstatieren; diese Erscheinungen betreffen hauptsächlich zwei Nerven (es gibt natürlich noch eine Reihe weiterer Nerven, nur sind diese beiden am meisten betroffen):

* Nervus facialis
* Nervus trigeminus

Störungen und Läsionen des Nervus facialis zeigen sich als Zuckungen, Lähmungen und Einschränkung der Motorik, also der mimischen Muskulatur.

Die typische Trigeminus-Insuffizienz stellt sich als umschriebene Taubheit dar, da aus diesem Gebiet die Informationen ausbleiben. Die Zahnärzte kennen es als oft auftretende Folge operativer Eingriffe an tiefliegenden Weisheitszähnen oder im Bereich der unteren Vierer und Fünfer (Prämolaren). Die partielle bzw. totale Taubheit zeigt sich an der homolateralen Unterlippe und dem Kinn, ein Gebiet, das vom Nervus alveolaris inferior (dem unteren Teil des dreigeteilten Nervus trigeminus) „versorgt" wird, der sich hier als Nervus mentalis zeigt. Abzuklären sind zahnärztlicherseits:

* Sind im Kopfgebiet / Kiefergebiet stark toxische Stoffe vorhanden?
* Übersteigen die Spannungen / Stromstärken eventuell vorhandener intraoraler Batterien die Toleranzgrenze?

Der Patient sollte genau überlegen, ob eine zeitliche Kongruenz zwischen Eintritt des Ereignisses und vorherigen (zahn)ärztlichen Maßnahmen nachvollziehbar ist.

Störungen des Nervus facialis
* Zincum met. D 10 oder D 12 zweimal täglich zehn Tropfen oder 10 Globuli
* Vitamin-B 1-Präparate,
Als Regenerationshilfe bietet sich natürlich der Einsatz von Organpräparaten an:
* Nervus facialis D 10, D 12 oder D 15 Wala zwei- bis dreimal wöchentlich eine Ampulle trinken oder injizieren.

Parästhesien und Paresen des Nervus trigeminus
Die meisten Probleme dieser Art sind Folgeerscheinungen operativer Eingriffe:
* Chirurgische Interventionen der Kieferhöhle können Störungen des zweiten Trigeminus-Astes im Gefolge haben.
* Zahlenmäßig eindrucksvoller ist hingegen die bereits erwähnte Parese / Parästhesie de Nervus mentalis nach:
* kieferchirurgischer Entfernung verlagerter Weisheitszähne
* kieferchirurgischen Maßnahmen im Bereich der unteren Prämolaren (Verletzung der Austrittsstelle der Nerven)
* Seltener: Irritationen des Nervus alveolaris inferior durch überstopftes und ggf. toxisches, Wurzelfüllmaterial im Bereich der Molaren. Diese Zähne müssen schonend extrahiert werden.
Die orthodoxe Schulmedizin empfiehlt ebenfalls das Vitamin B1, doch damit ist nach meinen Erfahrungen die Liste der Behandlungsangebote normalerweise beendet.
Auch die Homöopathie / Naturheilkunde tut sich - das muss man ehrlich konzedieren - mit diesem Problembereich schwer. Man kann nur nach bestem Wissen und Gewissen die Mittel einsetzen - und ansonsten hoffen, dass die Natur das (zahn)ärztliche Hilfsangebot positiv beantwortet.
* Arnica cps. Truw zweimal täglich eine Tablette.
In diesem Mittel ist ausschließlich Arnika als Potenzakkord D 8,

D 12, D 30, D 200 enthalten.

   * Biochemie Nestmann Nr 11 D 12 (Silicea - verbesset die periphere Versorgung) tägl 4-5 Tabletten

   * Hypericum D 12 oder D 30 (man nennt Hypericum auch „Arnika für die Nerven"

zwei- bis dreimal täglich.

Zur „Motivierung" für die Selbstheilungskräfte:

   * Nervus trigeminus D 12 oder D 15 Wala

täglich eine Ampulle trinken oder injizieren.

   * Coenzyme comp. Heel (stärkt das Immunsystem und die Selbstheilungskräfte der einzelnen Zellen)

täglich eine Ampulte trinken oder injizieren.

Darüber hinaus kann eine Lymphdrainage nur von Nutzen sein. Nach meinen Erfahrungen ist das aber ein langwieriger Prozess. Je länger der Schaden besteht, desto schwieriger ist die Behandlung)

Obwohl es thematisch nicht in dieses Buch gehört, sei der Hinweis auf die gerade in solchen hartnäckigen Fällen recht hilfreiche Bioresonanz-Therapie (Mora-Therapie) erlaubt:

   * Lokale Therapie mit der Magnet-Sonde.

   * Applikation der Farbe Gelb, ebenfalls mit der Magnetsonde, auf das lädierte Gebiet (Moracolor-Therapie)

Gelb ist das Farbentherapeutikum für die Nervenregeneration.

Amalgamintoxikation

Um Wiederholungen zu vermeiden, - die Bücher „Jenseits der Molaren" und „Amalgamitäten" (letzteres nur noch antiquarisch erhältlich) gehen sehr ausführlich auf Symptome, Problemstellungen und Hintergründe ein - möchte ich in diesem Buch dem Rat suchenden Arzt, Zahnarzt oder Heilpraktiker einige wenige Tipps für die Praxis und Ausleitungsempfehlungen an die Hand geben.

Sämtliche Hinweise beziehen sich auf das Silberamalgam und nicht auf das Kupferamalgam, das früher verwendet wurde und - hoffentlich für immer - auf dem Abfallhaufen der Medizin-Historie gelandet ist.

Die Komponenten des Amalgams sind: Quecksilber und ein Silber-Kupfer-Zink-Zinn-Gemisch.

Der toxischste Bestandteil ist zweifelsohne das Quecksilber (siehe auch „Amalgamitäten").

Die angegebenen Entgiftungs- und Ausleitungsmittel sind idealerweise bis ca. vier Wochen nach der Entfernung der letzten Amalgam-Füllung einzunehmen.

Zum Schutz des Patienten ist während des Entfernens das Anlegen eines Gummi-Schutzes (Cofferdam) über die Zähne wünschenswert.

Einzelmittel als Therapeutika

* Mercurius solubilis D 12

einmal täglich zehn Tropfen oder zehn Globuli.

* Selenium D 12

einmal täglich zehn Tropfen oder zehn Globuli

* Berberis D 10

Der Hinweis für den Patienten, in dieser Zeit - wie überhaupt bei allen homöopathischen Behandlungen / Entgiftungen - viel stilles Wasser (ca. eineinhalb bis zwei Liter) zu trinken, ist außerordentlich wichtig.

Um dem / der in der Praxis stehenden Kollegen / Kollegin das Procedere zu erleichtern, möchte ich einige Tipps angeben, die sich als testmäßig sinnvoll und praktisch bewährt haben. In der Alltags-Praxis ist es sinnvoll, mit Komplex-Homöopathika zu arbeiten, das erleichtert die gesamte Behandlung.

Wichtig ist immer die Ausleitung über die Entgiftungsorgane Leber und Nieren. Folgende Mittel (Komplexhomöopathia), um nur einige zu nennen:

* Solidago spag. Tropfen Phönix, Solidago H Tropfen Nestmann, Solidago-kpl. Minodyn Nr. 18 Tropfen elha
* Silybum spag. Tropfen Phönix, Dolichos F kplx Tropfen Nestmann, Lebertropfen I nach Dr. Stefan magnet-activ

Sollten sich, wie bei allen Homöopathika möglich, Erstverschlimmerungen oder Reaktionen einstellen, ist die Dosis auf zweimal täglich ein bis drei Tropfen zu reduzieren und langsam wieder zu steigern, also eine Art Einschleichtherapie.

Gerade bei umfangreichen Amalgamsanierungen ist es nicht opportun, sofort in die Gold- oder Keramikversorgung überzugehen, sondern eine Zwischenphase mit Zement, quasi als Körperregenerationschance, einzuschieben. Idealerweise wird man nach der vierwöchigen Ausleitung mit der Elektroakupunktur noch einmal die Belastung nachtesten. Ungetestet wäre folgende Behandlung für die Restausleitung zu empfehlen (nächster Absatz).

Es ist bekannt, dass jeder Therapeut auf seine Methode schwört. Diese hat sich bei mir seit längerer Zeit bewährt. Zudem besteht in meiner Praxis die Möglichkeit, mit dem Vegatest die jeweilige Restbelastung quantitativ zu überprüfen. Diese Skala erstreckt sich von 0 - 10 (Null bedeutet keine Belastung, 10 ist das testbare Maximum).

Neben der Homöopathie sind Nahrungsergänzungsmittel zur Ausleitung und Aufnahme der Toxine unerlässlich.

Das im Amalgam enthaltene Quecksilber ist ein Neurotoxin. Um es wieder aus dem Nervengewebe zu entfernen, gibt man

* Cilantris Tabletten Nestmann. Cilantro ist Korianderkraut (oder auch indische Petersilie genannt) und hat offenbar diese Wirkung. Tagsdosis: zweimal täglich eine Tablette.

Zusätzlich sind Mikroalgen-Präparate als Nahrungsergänzungsmittel von Bedeutung. Sie sollten leicht verdaulich sein. Für diese Zwecke wird seit einiger Zeit das Chlorella-Produkt (Süßwasseralge)

* Nepro-Rella Tabletten Nestmann eingesetzt.

Das darin Chlorophyll besitzt einen wichtigen Enttoxinisierungseffekt. Tagesdosis: zweimal täglich drei Tabletten.

Der Darm ist mit seinen Schleimhäuten ebenfalls belastet. Hier ist Heilerde eine gute Methode

* Luvos Heilerde imutox Granulat

Das Granulat des Portionsbeutels unzerkaut mit Wasser oder Kräutertee herunterschlucken.

Intoxikation durch Spargold und Billigmetalle

Dieses Kapitel beleuchtet eine traurige Episode deutscher Gesundheitspolitik und falsch angewandten Sparzwangs. Nach vielen Warnungen aus der naturheilkundlichen Ecke der Zahnmedizin, die gerade von den so genannten Etablierten als Spinnerei und Außenseitertum abgekanzelt wurden, erfuhren viele leidende Menschen erst aus dem Fernsehen und dem Nachrichtenmagazin „Der Spiegel." (damals 7/93) über dieses brisante Thema.

Titel im „Spiegel": Da läuft ein Großversuch.

Es ist traurig, dass die Mediziner immer erst dann reagieren, wenn sie quasi mit dem Rücken an der Wand stehen. Eigeninitiave aus Besorgnis um eventuelle Patientenschäden wird klein geschrieben und manchmal als „Nestbeschmutzung" tituliert.

Es geht dabei in erster Linie um das Goldersatzmaterial **Palladium.**

In manchen Legierungen sind bis zu 80 Prozent Palladium enthalten !! Der Goldanteil beträgt manchmal nur zwei Prozent.

Hinzufügen muss ich noch: Die anderen, ebenfalls in teilweise unvertretbar hohen Prozentsätzen zugefügten Bestandteile **Indium** und **Gallium** sind mindestens ebenso toxisch.

Die Symptome der Patienten wie

* Zungenbrennen
* Metallgeschmack
* Schleimhautentzündungen
* Abgeschlagenheit
* Leistungsunfähigkeit
* Kopfschmerzen

treten meist in zeitlichem Direktzusammenhang nach dem Eingliedern auf.

Die entstehenden Arztkosten - die Symptome sind außerordentlich schwer einordenbar, und die Patienten erleben oft wahre Praxisrundreisen - sind um ein Vielfaches höher als der erwünschte Spareffekt gegenüber hochwertigen Legierungen.

Manche Symptome erweisen sich als äußerst hartnäckig.

Neben dem Entfernen der Konstruktion muss in jedem Fall eine allgemeine Entgiftung ähnlich wie beim Amalgam durchgeführt werden.

Nach dem Entfernen ist am besten eine Testung mit der Elektroakupunktur angebracht, um noch Rest-Belastungen zu eruieren.

Ein trauriges Beispiel möchte ich aus meiner Praxis anführen: Wegen der Symptomatik, die nach dem Eingliedern von Spargold auftrat, wurde eine Patientin sogar in die Psychiatrie eingeliefert. Über den zeitlich deutlich eruierbaren Zusammenhang mit einer Versorgung mit Kronen und Brücken aus Spargold hatte niemand nachgedacht.

An diesem Beispiel zeigt sich wieder einmal die mangelnde interdisziplinäre Ausbildung der Mediziner. Jeder starrt nur auf sein relativ kleines Fachgebiet und sieht nicht über den Zaun zum „möglichen" Nachbarn.

Warnen möchte ich auch vor dem Einsatz von sogenannten NEM-Metallen (sie enthalten zumeist Chrom, Kobalt, Molybdän). Dieser Edelstahl mag für Ihr Besteck in Ordnung sein, er kann auch für herausnehmbare Teile akzeptiert werden (z.B. für eine Metallplatte oder Metallbügel), aber er sollte nach meinen Erkenntnissen nie für Kronen usw. verwendet werden, die dauerhaft im Mund bleiben.

Ein Problem tangiert noch die Kieferorthopäden (s. nächstes Kapitel).

Kieferorthopädische Behandlung

Um die Betrachtung dieses Themas nicht allzu sehr zu verkomplizieren, setze ich folgende Aspekte als gegeben voraus:

* Motivation des Patienten/der Eltern
* Ernährungsmäßige Aufgeschlossenheit, d. h. Vermeidung von raffinierten Kohlenhydraten.

Weiterhin: Eine homöopathische Behandlung in dieser Zeit kann nur eine Begleit- und Zusatztherapie sein, aber nie eine orthodontische Therapie ersetzen. In dieser Zeit sind - vom homöotherapeutischen Denkansatz her - folgende Unterstützungen möglich:

* Lymphbehandlung (siehe entsprechendes Kapitel)
Ein Lymphstau behindert die Ab- und Umbauprozesse im Knochen. Dies gilt ganz besonders für die blauäugigen Kinder
* Mineral- und Vitamin-Zufuhr, denn es finden Umbau- und Bewegungs-Prozesse statt

Als Hilfe im Sinne einer Steuerung wären einzusetzen:
* Calcivitan- Pascoe vital Tabletten
einmal täglich eine Tablette
* Aufbaukalk 1 und 2 Weleda
morgens (Nr. 1) und abends (Nr. 2).
* Dalektro NR Pekana Tropfen
ein- bis zweimal täglich 5 Tropfen in stillem Wasser

Als Phytotherapeutikum ist angezeigt:
* Acerola Tabletten
täglich eine halbe Tablette oder zweimal täglich eine viertel Tablette.

Acerola Tabletten sind nicht aus synthetischer Ascorbinsäure, sondern aus Früchten (Acerola-Kirsche) hergestellt. Die Acerola-Kirsche hat einen ca. 40x höheren Vitamin C Gehalt als Zitronen.

* Wichtig sind im Rahmen der Kieferorthopädie auch die Schüssler-Salze Biochemie Nestmann Nr. 2 D12 (Calcium phosphoricum) und Nr. 11 D 12 (Silicea) je 3 Tabletten täglich.

Leider werden in der Kieferorthopädie noch immer die abenteuerlichsten Materialien und Metalle eingesetzt. Bei Bändern und Brackets enthalten die Metalle noch immer sehr häufig Nickel. Und das, obwohl sich heute fast bis in den letzten Winkel Deutschlands herumgesprochen hat, dass Nickel ein Allergen ist!

Weiterhin kommen fast nur die selbsthärtenden Kunststoffe (Autopolymerisate) zum Einsatz! Viele Erwachsene sind dagegen allergisch. Mich stimmen diese Fakten und vor allem die Sorglosigkeit, mit der mit diesen Stoffen umgegangen wird, nachdenklich.

Sollte der Grundstein für die immer häufiger werdenden Allergien vielleicht schon im Kindesalter gelegt werden?

Das Paradoxe wäre dann: Ein tadelloses Gebiß, aber dafür eine allergische Disposition!

Auch in sich biologisch gebenden Praxen muss darüber einmal nachgedacht werden.

Denn: Kinder ohne „Spangen" sind heutzutage die Ausnahme. Eigentlich sollte es doch genau umgekehrt sein!

Interessante Aspekte zum Thema Kieferorthopädie finden Sie auch in meinem Buch „Gesunde Zähne bis ins Alter".

Unverträglichkeiten von Anästhetika oder sonstigen Medikamenten

Sämtliche dem Organismus aus welcher Begründung auch immer einverleibten Mittel müssen von der Leber abgebaut werden. Seien es allopathische Medikamente, seien es unverträgliche Nahrungsmittel, seien es Ersatzorgane jeglicher Couleur, seien es Kontrastmittel oder Anästhetika usw.

Um diesen Vorgang zu optimieren, bieten sich besonders folgende Homöopathika an:

* Nux vomica D 10 oder D 12 zweimal täglich zehn bis 15 Tropfen.

Nux vomica ist für den Körper das Hilfsmittel bei Belastung durch Nikotin, Alkohol und Medikamente, auch bei wahllosem Zugriff auf Homöopathika. Nux vomica ist der große Reiniger.

Als Komplexmittel hat sich bewährt:

* Nux vomica Homaccord Heel Tropfen
* Nux vomica komplex Nestmann Tropfen

jeweils zwei- bis dreimal täglich 10 Tropfen. Ein weiteres oder zusätzliches Mittel ist:

* Okoubaka D 10 oder D 12
* Okoubarell Sanorell Tropfen

zwei- bis dreimal täglich 10 Tropfen.

Gerade in diesen Problemzonen kann die Testung eine Hilfe darstellen, gleichgültig ob per Muskeltest oder VEGAtest.

Zungenbrennen

Die Symptome zeigen sich an der Zungenspitze und an den Seiten. Dieses Erscheinungsbild ist sehr hartnäckig. Nachdem so mancher Patient sämtliche klinischen Untersuchungen durchlaufen hat, meint er, die Naturheilkunde einschließlich der Homöopathie könne und müsse jetzt schnell helfen. Aber es ist nach meinen Erfahrungen sehr schwierig.

Es gilt in jedem Fall, die allgemeinärztlichen Fragen abzuklären, z.B. Vitamin-B-Mangel, Diabetes mellitus oder Eisenmangelanämie.

Von zahnärztlicher Seite müssen geprüft werden:
* Scharfe Füllungs- und Kronenränder
* Speichel-pH-Wert
* Amalgambelastungen
* Unedle Gold- und Metall-Legierungen

Zeigt keine der Untersuchungen einen Hinweis auf das für den Patienten lästige Symptom, ist ggf. an folgende Homöotherapeutika zu denken:
* Acidum phosphoricum D 10 oder D 12
* Arsenicum album D 12
* Calcium carbonicum D 10 oder D 12
* Natrium muriaticum D 10 oder D 12

je zweimal täglich zehn Tropfen oder Globuli.

Lebermittel wären eine ideale Ergänzung.

Zeigen sich bereits deutliche Läsionen an der Zunge selbst:
* Lingua D12 Ampullen Wala

zwei- bis dreimal wöchentlich eine Ampulle trinken.

Es muss allerdings konzediert werden, dass diese Symptome (um es nochmals zu sagen) außerordentlich hartnäckig sind. Vielfach ist eine psychische Belastung im Hintergrund abzuklären.

Neben der homöopathischen Therapie ist das Essverhalten von Bedeutung. Ohne eine Einschränkung starker Würzmittel wie Salz, Pfeffer, Paprika oder Curry dürfte sich kaum ein Erfolg einstellen. Ebenso sind sämtliche gepökelten und geräucherten Nahrungsmittel abzusetzen.

Ein Faktor ist bei solchen Phänomenen noch von Bedeutung: Wie steht es mit Geschmacksverstärkern? Auf den Dosen, Tüten und Fertignahrungsmitteln ist Natriumglutamat deklarationspflichtig. Auch diese sind abzusetzen.

Noch immer gibt es viele Restaurants, die zur Geschmacksabrundung ihrer Soßen diese Verstärker einsetzen.

In Japan gilt das Glutamat neben süß, sauer, bitter und salzig als fünfte Geschmacksvariante mit dem Namen „umami". Vielleicht haben Asiaten andere Belastungsfaktoren.

Da dieses Phänomen in den USA „China-Restaurant-Krankheit" genannt (dort setzt oder setzte man Glutamat besonders gern ein) wird, haben viele China-Restaurants draußen ein Schild mit dem Hinweis, dass dieser Geschmacksverstärker nicht verwendet wird

Angst vor dem Zahnarzt

Trotz moderner Methoden, trotz bequemer Lage und trotz der schmerzlindernden Anästhetika scheint die Angst vor dem Zahnarzt ein (unerfreuliches) Erbgut der Altvorderen zu sein, deren dentale Bekanntschaften meist mit Schmerzen und allerlei Ungemach verknüpft waren.

Angst ist im Grunde ein diffuses Phänomen, das sich häufig der logischen Interpretation, geschweige denn einer logisch-intellektuellen Beeinflussung entzieht.

Wegnehmen bzw. wegmachen kann auch die Homöopathie nichts. Bei einer Bewältigung der Angstproblematik bzw. ihrer Aufarbeitung können homöopathische und phytotherapeutische Mittel aber durchaus hilfreich sein.

* Beruhigungstee VI Nestmann
* Zincum valerianicum Hevert
vor einem Zahnarztbesuch
* Nervoregin H Pflüger Tabletten
vorher: stündlich ein Dragee.

Großartige Heilmittel, die in die Tiefe des Menschen hineinwirken, sind die Blütenmittel nach Dr. Bach, z. B.:
* Mimulus (Nr. 20)
bei spezifischer Zahnarztangst. oder

138

* Rock Rose (Nr. 26)

falls noch außerordentlich unangenehme Erinnerungen an das Thema Zahnarzt geknüpft sind.

Zu empfehlen sind auch die Notfall-Tropfen (Rescue Remedy) vorher 3-4 Tropfen auf die Zunge oder in die Schläfe einreiben

Nachbargebiete des Mundraumes
Nasennebenhöhlen

Oberkiefermolaren und teilweise Prämolaren haben durch ihre anatomische Nähe eine Beziehung zu den Kieferhöhlen.

Prozesse an diesen Zähnen können eine Auswirkung auf die Nebenhöhlenschleimhaut haben. Ebenso kann von avitalen Zähnen eine Art toxische Dauerberieselung auf die Kieferhöhle(n) ausgehen - das Bild der dentogenen Sinusitis (maxillaris) bzw. einer dentogenen Pansinusitis.

Die notwendige Extraktion sollte unter biologischer Begleittherapie stattfinden, worüber bereits ausführlich gesprochen wurde.

Da die Nasennebenhöhlen in der Nähe der Zähne liegen, sollte der Zahnarzt einiges über die Homöopathie der mit einer dünnen Schleimhaut ausgepolsterten, luftgefüllten Kopfhöhlen wissen.

Folgende Einzel-Mittel kommen für eine Sinusitis in Betracht:

* Allium cepa (Küchenzwiebel)

Scharfes Nasensekret mit starkem Tränenfluss, Verschlimmerung durch Wärme, Besserung durch Kälte.

Dosierung: D 3 - D 10, bis zu stündlich bis zu zehn Tropfen / Glob.

* Luffa operculata (Luffaschwamm)

Ständig fließendes Sekret, Stirnkopfschmerz, Besserung an frischer Luft.

Dosierung D 3 - D 10, bis stündlich fünf bis zehn Tropfen / Globuli

* Silicea (Kieselsäure Acidum silicium)

Sinusitis mit Tendenz zur Chronifizierung, Verschlimmerung an frischer Luft.

Dosierung: D 8, D 10, D 12,
Zweimal täglich zehn Tropfen.
  * Cinnabaris (Zinnober, rotes Quecksilbersulfid)
  Besserung der Symptome durch frische Luft. Verschlechterung durch Wärme (auch Bettwärme), somit auch nachts.
Dosierung: D 10, D 12, zweimal täglich zehn Tropfen / Globuli.
  * Kalium bichromicam
  Eitriges, borkiges Sekret. Besserung durch frische Luft und Wärme, Verschlechterung durch Kälte.
Dosierung: D 8, D 10, D 12
Zweimal täglich zehn Tropfen / Globuli
  * Hydrastis (Hydrastis conadensis, Kanadische Gelbwurz)
Dicke, weißlich-gelbe zähe Nasensekrete, Besserung durch frische Luft, Verschlimmerung nachts und morgens.
Dosierung: S 6 - D 12,
zwei- bis dreimal täglich zehn Tropfen / Globuli
  * Euphorbium
  Rhinitis und Sinusitis, Katarrhe der oberen Luftwege.
Dosierung: D 4 - D 10,
dreimal täglich zehn Tropfen / Globuli
  * Hepar sulfuris (Kalbschwefelleber)
  Stärkere Entzündung mit Tendenz zur Vereiterung. Der Nebenhöhlenbereich schmerzt und ist druckempfindlich. Verschlimmerung an frischer Luft.
Dosierung: D 4 - D 10, dreimal täglich zehn Tropfen.
  Diese Mittel stellen die wesentlichen herkömmlichen Einzelmittel dar. Die Komplexmittel vereinigen wiederum diese Einzelmittel bzw. arrangieren sie mit weiteren Einzelmitteln
  * Sinusitis Hevert SL Tabletten
  * Luffanest Tabletten Nestmann
  * Naso-Heel S Tropfen
  * Arum-Nasentropfen S 220 Nestmann

* Euphorbium comp. S Heel Tropfen oder als Dosierspray
* Luffa Synergon 70 Kattwiga Tropfen
* Cinnabsin DHU Tabletten
Die leichtfertige Gabe von Antibiotika bei Schnupfen oder Nasennebenhöhlenerkrankungen gehört hoffentlich der Vergangenheit an, nur in wirklich hochakuten Fällen sollte von diesen Hilfsmitteln Gebrauch gemacht werden.
Bei stärkeren Sinusitiden ist zu empfehlen
* Spenglersan G Kolloid Speglersan-Meckel
* Polysan G Sanum-Kehlbeck
Diese Nosoden morgens nach dem Duschen entweder 1-2 Tropfen oder 1-2 Sprühstöße in die linke Ellenbeuge (einreiben).
Neben den aufgeführten Heilmitteln stellt die lokale Behandlung eine Effektverbesserung dar
* Nasenöl Weleda
Dieses Präparat mit der Pipette oder mit einem Wattestäbchen in die Nase einbringen.
In hartnäckigen Fällen empfiehlt es sich, Organpräparate einzusetzen:
* Membrana sinus frontalis Wala (für die Stirnhöhlen)
* Membrana sinus maxillaris Wala (für die Kieferhöhlen)
oder alle zusammen in
* Membrana sinuum paranasalium Wala

Zur Wiederholung:
Niedrige Potenzen (D 5, D 6) bei chronischen Zuständen.
Hohe Potenzen (D 15, D 30) bei akuten Entzündungen.

Dieses Kapitel wäre unvollkommen, wenn wir uns nicht die resonanzkettenmäßige Verknüpfung der einzelnen Nebenhöhlen vor Augen hielten:

> Kieferhöhle - Magen, Milz, Pankreas
> Siebbeinzellen - Lunge, Dickdarm
> Keilbeinhöhle - Leber, Gallenblase
> Stirnhöhle - Blase, Niere

Gerade bei diesem Kapitel sei eine Bemerkung erlaubt:
Bei Rauchern haben homöopathische Behandlungen der Nebenhöhlen wenig Sinn.

Da der Raucher bzw. die Raucherin (von denen gibt es inzwischen
deutlich mehr, vor allem fällt ihnen das Aufhören schwerer als den
männlichen Glimmstenglern) durch das ständige Entlangführen des
Rauches an den Schleimhäuten die feinen Zilien (Härchen) meist
irreversibel geschädigt hat.

Wie sehr Rauchen Herz und Kreislauf schädigt, zeigt sich daran,
dass manche Herzzentren chirurgische Eingriffe am Herzen bei Rauchern entweder ablehnen oder nur zögerlich durchführen.

Leider ist diese Vollkasko-Mentalität der Patienten (Motto: Tut
gefälligst alles für mich, damit ich nichts für mich tun muss) weit
verbreitet.

Komplikationen gibt es auch häufig bei kieferchirurgischen Eingriffen. Die Wundheilung ist bei der Extraktion von oberen Molaren
mit Eröffnung der Kieferhöhle häufig erschwert. Denn bakterienfrei
sind die Kieferhöhlen mit Sicherheit nicht. Daher ist bei solchen
Vorfällen die Abschirmung der Nasennebenhöhlen mit Homöopathika und Organpräparaten wichtig.

Halsbeschwerden

Auf diesen Bereich bin ich bereits bei der Abhandlung über die
Lymphe eingegangen, denn viele Lymphmittel haben auch einen po-
sitiven Einfluß auf den Hals-Kehlkopf-Bereich einschließlich der
Bronchien.

Bei akuten Entzündungen mit fiebriger Begleitung sind Aconitum,

142

Belladonna und Ferrum phosphoricum als Einzelmittel. oder als Komplexmittel einzusetzen.

Darüber hinaus gibt man zur allgemeinen Abwehrsteigerung:
* Echinacea D 8 oder D 10
zwei- bis dreimal täglich zehn bis 20 Tropfen.
* Echinacea K Komplex Nestmann
zweimal täglich zehn bis 15 Tropfen.

Denken Sie daran: Bei rezidivierenden Halsentzündungen ist der Mund auf eine Belastung durch Amalgam zu überprüfen.

Amalgam mit seinem Quecksilber ist ein Reizagens für sämtliche lymphatischen Organe, zu denen der Hals mit seinen Tonsillen gehört.

Bei einer Mandelentfernung, die meistens aus akuten Gründen stattfindet, gelingt es nicht immer, sämtliches Tonsillenmaterial zu entfernen, da es so fest mit dem Untergewebe festgebacken ist. So sehe ich in ca. 80 Prozent der Fälle nach einer Mandelentfernung noch Reste in Form einer chronischen Rest-Tonsillitis.

Sollten sich bei Kindern immer wieder Hals-, Mandel- und Rachenentzündungen einstellen, sollte die Frage nach häufigem Kuhmilchgenuss gestellt wrden. Gerade bei Blauäugigen, die gemäß der Iris-Diagnostik eine lymphatische Schwäche aufweisen, ist Kuhmilch im Sinne eines Nahrungsmittelallergens ein Faktor, der die Lymphwege verstopft und Erkrankungen der Lymphorgane fördert.

Schlafstörungen

Sie werden sich wundern, wieso ein solches Thema in einem Buch über Homöoapthie und Zahn-Keilkunde angeschnitten wird. Nun, ein gesunder Schlaf ist ein außerordentlich wichtiges Kriterium für die Gesundheit des Menschen. Und ein geschwächter Mensch wird eher zu Zahn-Kiefer-Problemen tendieren als ein völlig ausgeschlafener Mensch.

143

Aus der ungeheuer großen Vielfalt von Störungsmöglichkeiten eines gesunden Schlafes möchte ich nur einige herausgreifen, da sie in den meisten Büchern über dieses Thema wohl kaum erwähnt werden. Es geht dabei in erster Linie um das „Ambiente" des Schlafplatzes.

Geräusche, besonders wenn Eisenbahn, Straße oder Flughafen in der Nähe sind, können vom Patienten nur schwerlich verändert werden, es sei denn, er zieht um.

Aber er kann dafür sorgen, dass der Schlafplatz

* frei ist von unnötigen elektromagnetischen Feldern, wie sie in der Umgebung von Steckdosen, Lampen, Kabeln und Elektrogeräten wie Fernseher und Computer auftreten. Zur gänzlichen Abschaltung hat sich ein Netzfreischalter bewährt.

* nicht auf einer so genannten geopathogenen Zone (Volksmund: Wasserader) liegt.

Für diese Abklärung sollte ein erfahrener Rutengänger oder Baubiologe hinzugezogen werden.

Eine Reihe von Schlafstörungen konnte ich beheben, indem die intraorale Gold-Amalgam-Batterie entfernt wurde.

Wer kann denn schon schlafen, wenn er dauernd unter (Hoch)-Spannung steht?

Um die Flut der kreisenden Gedanken einzuschränken und die erwünschte Ruhe einkehren zu lassen, gibt es eine Reihe von Homöotherapeutika.

* Avena sativa D 4 - D 10 (Hafer)

Im alten Sprichwort „Den juckt der Hafer" steckt noch das Wissen, daß Hafer in Reinform den Körper mobilisiert (z. B. das Haferflockenfrühstück). Als Homöopathikum beruhigt es.

* Lupulus (Humulus lupulus) D 2 - D 10 (Hopfen)

Die Schlaf fördernde Wirkung des Bieres, das Hopfen enthält, ist bekannt. Hopfen ist übrigens ein Verwandter des Haschisch

* Passiflora incarnata D 2 - D 10 (Passionsblume)

144

Ein altbekanntes Hausmittel bei Schlaflosigkeit und Nervosität.
* Melissa (officinale) 0 - D 10 (Melisse)
Gebräuchliches Nerven- und Beruhigungsmittel.
* Zincum metallicum D 8 - D 12 (Zink)
Das Mittel bei Nervosität und Unruhe.
* Zincum valerianicum D 6 - d 10 (Zinkvalerianat)
Ähnliche Wirkung wie Zink, durch Valeriana-Komponente (Baldrian) verstärkt.

Es empfiehlt sich, die Mittel abends in etwas warmem Wasser zu nehmen (ca. 20 bis 30 Tropfen). Bei Tagesunruhe und Stress können sie auch morgens und mittags genommen werden.

Als Komplexmittel kommen in Frage (um nur einige zu nennen, die sich bei mir in der Praxis bewährt haben, sie enthalten einige von den angegebenen Einzelmitteln):

* Passiflora S Penterkan DHU Tropfen
* Nemased Nestmann Tropfen
* Somcupin spag. Peka N Pekana Tropfen
* Passiflora comp. Globuli Wala
* Neuractiv magnet activ Tropfen

Natürlich kann man nicht nur auf die Homöopathie hoffen und bauen, wenn man nicht selbst bestimmte Lebensumstände, die einem gesunden Schlaf entgegenstehen, abbaut oder aus der Welt schafft

Autogenes Training oder Meditationsübungen sind eine vorzügliche Ergänzung der Homöopathie.

Mykosen

Eines der schwierigsten Kapitel der Naturheilkunde, das noch kurz angerissen werden soll, ist die mykotische Belastung (meist Candida albicans).

Pilzbelastungen kann man nicht einfach so „wegmachen", wie

manche Patienten glauben. Sondern sie stellen ein sehr hartnäckiges Problem dar.

Auch für den Zahnarzt sind sie von großer Bedeutung, da sie sehr oft durch Einwandern in Extraktionswunden eine Heilung erschweren, wenn nicht gar verhindern. Eine Restostitis oder chronische Kieferostitis ist dann häufig die Folge.

Pilze finden ein geeignetes „Niederlassungsfeld" in den Körperregionen, in und an denen es feucht und warm ist. Also im Mund, im Darm, in der Genitalregion und an den Füßen.

Am unerkanntesten sind die Darm-Mykosen. Da man den gesamten Verdaungsbereich als Einheit sehen muss, ist die orale Region als Eingangspforte zum Darm meist mit betroffen. Demzufolge ergeben sich auch Konsequenzen für die zahnärztliche Behandlung.

Eine Mykose weist immer auf mindestens vier vorliegende Aspekte hin:

* Fehlverhalten in der Ernährung. Raffinierte Kohlenhydrate fördern das Pilzwachstum

* Vorausgegangene Antibiotika-Therapie. Es gibt im Körper eine Art Antagonismus zwischen Bakterien und Pilzen, worauf schon früher Prof. Kellner, Wien, hinwies. Werden die Bakterien durch das Antibiotikum abgetötet, so beginnen sich die Pilze mangels „Feinden" zu vermehren

* Schwäche der Schleimhäute oder Darmdysbiose

* Reduzierte Immunlage

Neben einer Ernährungsumstellung und einer eventuellen Darmsymbiose-Lenkung dienendie naturheilkundlichen Mittel der Unterstützung des Körpers in der Auseinandersetzung mit den Pilzorganismen.

Dafür kommen in Frage als Homöopatika:

* Album sativum (Knoblauch)

* Nasturtium (Brunnenkresse), beides Mittel, die eine antimykotisch-unterstützende Wirkung haben. Bei sämtlichen Behandlungen

von Pilzerkrankungen ist immer eine Unterstützung der Leber erforderlich.

  * Albicansan Tropfen Sanum

  Als Phytotherapeutika kann man geben

  * Bärlau Kapseln Nestmann

  * Luvos 1 fein Heilerde

Um die Patienten nicht zu enttäuschen, sollte immer der Hinweis auf die Langwierigkeit nicht fehlen. Die Mykosen im Darm sind nicht so leicht zu diagnostizieren. Stuhlproben geben nicht immer einen Hinweis und eine Darmspiegelung zeigt zumeist überhaupt nichts.

Ein Vergleich mit morschen Bäumen ist gar nicht so abwegig: Dort findet man nämlich die meisten Pilze.

Patienten in schlechtem Allgemeinzustand

In solchen Fällen ist immer eine Zusammenarbeit mit einem ganzheitlich eingestellten bzw. den Naturheilverfahren gegenüber aufgeschlossenen Allgemeinarzt wichtig.

Es verbietet sich von selbst, solchen Patienten noch die Bürde einer umfangreichen Parodontalbehandlung oder gar aufwendiger Präparationsmaßnahmen aufzulasten.

Die Folgen können eine weitere Verschlechterung des vorher bereits tristen Zustandes sein. Diese beiden letzten Sätze können gar nicht oft wiederholt werden, da ich in meiner Praxis häufig Patienten sehe, bei denen beim Zahnarzt auf die schlechte Verfassung überhaupt keine Rücksicht genommen wird oder wurde und bei denen dann die Folgen auch tatsächlich eintraten.

Es kommt jedoch hin und wieder vor, dass derartige Patienten einer zahnärztlichen Behandlung bedürfen, die stressbehaftet und angstbesetzt ist.

Dann ist es wünschenswert, wenigstens einige Mittel zu kennen, die eine Art revitalisierenden Effekt auf den Patienten haben.

* Coenzyme comp Ampullen Heel, tägl. 1 Ampulle trinken
* Selenium Homaccord Tropfen Heel
* Biochemie Nestmann Nr. 3 D 12 Ferrum phosphoricum
Als Infektprophylaxe hat sich bewährt:
* metavirulent Fackler Tropfen
bei leisestem Anflug von Erkältungen, besonders bei Gefährdeten, mehrmals täglich zehn bis 15 Tropfen.

Für die Abwehrsteigerung sei noch eine individuelle Mischung angegeben:
* Thea chinensis D 12, Thuja D 12 und Rosmarinus D 12 als Tropfen von der Apotheke mischen lassen

Schon Anfang der Achtziger Jahre habe ich immer wieder mit dem Vegatest-Verfahren festgestellt, dass Thea chinensis (grüner Tee) bei Patienten mit reduzierter Immunlage gut geeignet ist, in diesem Fall als Homöopathikum. Nur stieß ich damals bei den Kollegen noch auf taube Ohren.

So war ich dann außerordentlich erstaunt, als ich im Herbst 1992 in der naturwissenschaftlichen Beilage der Frankfurter Allgemeinen Zeitung meine intuitiv gefundene Erkenntnis noch einmal naturwissenschaftlich bestätigt fand.

Grüner Tee ist inzwischen allgemein als Alternative zum schwarzen Tee bekannt, und sämtliche Supermärkte führen ihn in ihrem Angebot.

Man sollte den Grüntee aber nicht so spät abends trinken, da er eine anregende Wirkung hat.

Dieses Kapitel ist in seiner Komplexität wohl kaum auf ein paar Buchseiten erschöpfend abzuhandeln, daher mögen meine Angaben nur als Hinweis-Schlaglichter aufgefasst werden.

Schüßler-Salze (Biochemie)

Dr. Schüßler (1821 - 1898), ein im Oldenburgischen tätiger Arzt, war in den ersten Jahren seiner Tätigkeit ein Anhänger der Lehre

Samuel Hahnemanns. Unter dem Eindruck der Fortschritte der Chemie und der Erkenntnisse der Virchow'schen Zellularpathologie gelangte er zu der Erkenntnis, dass der Bau und die Lebensfähigkeit der Organe weitgehend durch die notwendigen Mengen anorganischer Bestandteile geprägt seien.

Bei Veraschungsprozessen organischer Substanz fand er mit seinen damaligen Mitteln und Erkenntnissen eine Reihe von Grundsubstanzen.

Führt man diese Grundsubstanzen dem Menschen, falls sie ihm fehlen, in potenzierter Form zu, so gibt das einen Anreiz zur Selbstorganisierung.

Dieses Verfahren nannte er Biochemie.

Die von ihm konzipierten zwölf Schüßler-Salze, wie wir sie heute nennen, wurden als Tabletten hergestellt. Neun Mittel waren als D 6 verfügbar, drei als D 12.

Heute werden die Salze von verschiedenen Firmen teilweise als D 6 oder D 12 hergestellt

Werfen wir zuerst einen Blick auf die einzelnen Mittel:

1. Calcium fluoratum
2. Calcium phosphoricum
3. Ferrum phosphoricum
4. Kalium chloratum
5. Kalium phosphoricum
6. Kalium sulfuricum
7. Magnesium phosphoricum
8. Natrium chloratum
9. Natrium phosphoricum
10. Natrium sulfuricum
11. Silicea
12. Calcium sulfuricum

Ein Produzent von Schüßler-Salzen ist neben einigen anderen die

Firma Nestmann (Biochemie Nestmann), deren Schüßler-Produkte wir in der Familie und in der Praxis am meisten verwenden. Weitere Angaben zu den einzelnen Mitteln finden Sie auf meinen Internet-Seiten www.drvolkmer.de. Generell setze ich die Schüßler-Salze schon seit dem Jahr 1982 regelmäßig und oft ein.

Für den Zahnarzt sind einige Mittel von Interesse (es sollen nur die wichtigsten Mittel aufgeführt werden):

* Nr. 1 **Calcium floratum**: Kariesprophylaxe und Gefäßwandschwäche

* Nr. 2 **Calcium phosphoricum** zusammen mit Silicea: Parodontalerkrankungen. Eine wichtige Ergänzung stellt es auch vor und nach Extraktionen / Operationen (im Grunde bei allen Operationen, bei denen der Knochen beteiligt ist) dar, da es die Ossifizierung, also die Ausheilung der Knochenwunde unterstützt.

Vor der Behandlung: Je zwei Tabletten.

* Nr. 3 **Ferrum phosphoricum** hat sich besonders bewährt bei:
* Eisenmangel,
* müden, abgeschlagenen Patienten,
* Jungen Mädchen mit hohem Blutverlust während der Menses
* Kindern, die mit blauen Augenrändern aus der Schule kommen oder vom Herumtoben erschöpft den „Heimathafen" anlaufen.

Allerdings sollte man den Kindern dieses Schüler-Salz nicht so spät abends geben, sonst gehen nicht ins Bett.

Für Sportler ist Ferrum phosphoricum bei Anstenung gut geeignet, es verbessert die Sauerstoff-Versorgung.

* Nr. 4 **Kalium chloratum** (sämtliche Schleimhäute)

Die Kombination Kalium phosphoricum und Magnesium phosphoricum eignet sich besonders bei herzerkrankten, stressanfälligen Patienten.

* Nr. 7 **Magnesium phosphoricum**: Sollte man an stressigen Tagen für sich und seine Mitarbeiter parat haben. Bei Verkrampfungen und Verspannungen. Auch abends als Schlaftrunken (in Wasser

gelöst) gut geeignet. Im Volksmund ist die „Heisse Sieben" bekannt
- bei Erkältungen sieben Tabletten
   * Nr. 11**Silicea** - eines der wichtigsten Mittel für das Mesenchym
   Darüber hinaus existieren noch zwölf biochemische Ergänzungs-
mittel, die nach dem Tode von Schüßler von anderen Ärzten vorge-
schlagen wurden. Davon wären erwähnenswert:
   * Manganum sulfuricum: im Wechsel mit Ferrum phosph. bei
Blutarmut
   * Zincum chloratum
   * Calcium carbonicum
   * Natrium bicarbonicum: Stoffwechselaktivator durch Ausschei-
dung harnpflichtiger Substanzen.
   Es gibt noch weitere Ergänzungsmittel, aber meines Erachtens
kommt man mit den ersten zwölf und den vier Ergänzungsmitteln
recht gut zurecht.

Spagyrische Heilmittel

   Die Spagyrik ist eine Methode, die im Grunde bereits vor der Homöopathie existierte und die auf Theophrastus von Hohenheim, genannt Paracelsus (1493 - 1551), zurückgeht. Sie ist eng verwandt
mit der Geschichte der Alchemie.
   Der Herstellung der Spagyrika liegt die Idee zu Grunde, aus den
Heilsubstanzen die darin verborgenen geistigen Kräfte in möglichst
gereinigter, konzentrierter und veredelter Form ohne den „Ballast"
der Materie zu extrahieren.
   Das Procedere ist dabei in der Regel wie folgt:
   Frische, wild gewachsene oder heute auch biologisch aufgezogene
Arzneipflanzen werden während der Blütezeit gesammelt und von
der Erde sowie faulen Blättern gereinigt. Die ganze Pflanze wird
dann in kleinere Teile geschnitten und zerquetscht. Unter Zusatz be-
sonderer Hefearten werden dann die Pflanzen einer Gärung unter-

zogen.

Nach der Gärung, die für jede Pflanzenart getrennt verläuft, wird die Masse in einem speziellen Verfahren destilliert. Der Rückstand im Destillationskessel wird getrocknet und verascht. Die Asche wird, so weit es geht, im Destillat gelöst und filtriert. Durch diese Art der Herstellung gelangen die mineralischen Bestandteile der Pflanze in die spagyrische Essenz.

In Deutschland ist es ganz besonders die Firma Soluna, die sich dem „Geist der Heilpflanze" verschrieben hat. Verschiedene Einzelspagyrika sind zu spagyrischen Komplexmitteln komponiert, deren Namen meistens auf die Wirkungsrichtung hinweisen (Ein Testsatz für die Elektroakupunktur ist lieferbar). In der zahnärztlichen Praxis haben sich einige Mittel gut bewährt. Ich habe die früheren (besser einprägbaren) Namen hinter die jeweilige Nummer geschrieben.

* Solunat Nr. 2 Aquavit (Nr. 2) Körperliches Lebenselixier
* Solunat Nr. 17 Sanguisol (Nr. 17) Geistig-seelisches Lebenselix ier
  Beide Mittel sind geeignet bei Schwäche und Rekonvaleszenz.
* Solunat Nr. 7 Epidemik Immunsystem, Regulation der Körpertemperatur, z.B. bei Fieber
* Solunat Nr. 9 Lymphatik Lymphsystem
* Solunat Nr. 8 Hepatik Entgiftung, Unterstützung der Leber
* Solunat Nr. 16 Renalin Entgiftung, Unterstützung der Nieren
  Bei sämtlichen Problemen mit Eckzähnen im Oberkiefer, die eine Beziehung zum Auge haben, ist unterstützend das
* Solunat Nr. 12 Ophtalmik einzusetzen

Aus Platzgründen bin ich mehr auf die praktische Anwendung der Spagyrika eingegangen. Die geistig-esoterischen Hintergründe, die das Geheimnis dieser Heilmittelherstellung ausmachen, kann der interessierte Leser in der entsprechenden Literatur nachlesen. Es lohnt sich ferner, bei der Firma Soluna einmal die Literatur anzufordern. Siehe auch Literatur-Verzeichnis am Ende.

Weitere Pharma-Hersteller sind die Firman Phönix und Pekana. Ihre Heilmittel tragen jeweils den Zusatz „spag.).

Blütenmittel nach Dr. Bach

Dr. Bach, ein englischer Arzt, war erst einmal von den Ideen Samuel Hahnennanns fasziniert.

Später ging er seinen eigenen Weg, geleitet von der Vorstellung, daß die Blüten als die höchste Entwicklungsstufe pflanzlichen Lebens eine Beziehung zu den höchsten Seins-Schichten im Menschen, der Psyche und dem Geist, haben müssen.

In frischem Quellwasser wurden die frisch gepflückten Blüten der Sonne ausgesetzt, die auf ihre Weise eine Art Extrakt aus der Blüte herausholt, der mit Weinbrand konserviert wird.

Es entstanden insgesamt 38 Mittel, die Dr. Bach in sieben Untergruppen teilte:

1. Für Menschen, die Angst haben
2. Für Menschen, die an Unsicherheit leiden
3. Für Menschen, die ein ungenügendes Interesse an Gegenwartssituationen haben
4. Für Menschen, die einsam sind
5. Für Menschen, die gegenüber Einflüssen und Ideen überempfindlich sind
6. Für Menschen, die an Mutlosigkeit und Verzweiflung leiden
7. Für Menschen, die um das Wohl anderer allzu besorgt sind

Für die Zahnarztpraxis eignen sich die beiden Angstmittel (von insgesamt fünf) Nr. 20 (Mimulus) und Nr. 26 (Rock Rose).

Ein Mittel sollte in keiner Praxis fehlen:

* Rescue Remedy (Notfalltropfen), eine Mischung aus fünf verschiedenen Einzelmitteln.

Bei Schreck, nach Aufregung, vor Stress-Situationen drei bis fünf

Tropfen auf die Zunge oder die Schläfen damit einreiben.

Noch ein Tipp für Therapeuten, die mit der EAP oder dem VEGA-test testen: Man kann sich für die Ermittlung der geeigneten Blüte selbst Testsätze herstellen.

Und zwar einmal einen Übersichtstestsatz, in dem sämtliche Mittel aus einer Zuordnungsgruppe enthalten sind.

Man nimmt ein leeres Teströhrchen und füllt je fünf Tropfen eines Mittels einer Gruppe hinein, dazu ca 10 Tropfen stilles Wasser und ca. zehn Tropfen 30%igen Aethylalkohol. Mit diesen Sammel-Testampullen kann man erst einmal prüfen, zu welcher der sieben Gruppen der Patient gehört. Von den insgesamt 38 Mitteln stellt man auf die gleiche Weise je eine Einzel-Testampulle her. Das hat den ungeheuren Vorteil, daß man nicht sämtliche 38 Mittel durchtesten muß, sondern nur diejenigen, die per Vorselektion für den Patienten in Frage kommen

Es gibt heute in jeder Buchhandlung eine Vielzahl von Büchern zu diesem Thema, so dass jeder Interessierte genügend Informationen findet.

Eine Warnung möchte ich noch aussprechen für all diejenigen, die eine Art Selbstdiagnose anhand der Beschreibungen der einzelnen Bach-Blüten ausüben wollen. Sie werden sich in vielen Mitteln zumindest ansatzweise wiederfinden und werden ganz irritiert sein!

154

Vegetabilisierte Metalle

Ein hochinteressantes, fast geniales Konzept stellen die vegetabilisierten Metalle dar. Hier kommt die symbolhafte Beziehung zwischen einer Pflanze und einem Metall zum Tragen.

Beim Vegetabilisieren von Metallen handelt es sich um ein von Rudolf Steiner angeregtes Verfahren, um Metalle mit Hilfe von Pflanzen für die Anwendung als Arzneimittel aufzuschließen. Dabei wird aus einem Erzmineral eine komplexe Metall-Zubereitung hergestellt. Diese dient als „Düngemittel" für die Erde, in der die jeweilige Heilpflanze wächst.

In der Regel wird die mit der verdünnten Metallzubereitung gedüngte Pflanze zur Blütezeit geerntet und kompostiert. Im nächsten Frühjahr düngt dieser Kompost ein neues Beet für die gleiche Pflanzenart. Dieser Prozess wiederholt sich noch einmal, bevor die im dritten Zyklus herangewachsene Heilpflanze geerntet und dann über eine entsprechende Tinktur zum Arzneimittel weiterverarbeitet wird.

Auf diese Weise wird das leblose Metall in den Lebensprozess einer Pflanze integriert, die eine besondere Beziehung zu diesem ausgewählten Metall hat (zum Beispiel Hypericum perforatum und Gold). Sämtliche Mittel werden von der Firma Weleda hergestellt.

Die Arzneimittelbezeichnung lautet Hypericum Auro cultum.

In diesen Arzneimitteln wirkt also nicht nur die Pflanze, sondern vor allem das Metall, das über drei Jahre lang in dem Lebensprozess dieser Pflanzenfolge wirksam geworden ist. Die Pflanze hat das Metall „ potenziert" bzw. „dynamisiert".

Für den zahnärztlichen Bereich wären interessant (Tropfen):

* Nasturtium Mercurio cultum D 3 für die Lymphe und die Ausleitung des Quecksilbers

* Equisetum arvense Silicea cultum D 3 für alle chronischen Prozesse in Kopf (Naasennebenhöhlen) und Brust

*Taraxacum Stanno cultum D 3 bei Entgiftungen

* Melissa Cupro culta bei Verspannungen / Krämpfen

Dies sind nur einige der Mittel der Firma Weleda. Insgesamt sind es 16 Heilmittel. Im Weleda Arzneimittelverzeichnis sind sie ausführlicher beschrieben.

Antibiotika und Zahn-Heilkunde

Die meisten Zahnärzte und Kieferchirurgen verordnen fast automatisch bei jedem Implantat oder mehreren Implantaten Antibiotika. Man muß sich allerdings einmal Geadnken machen, was man mit dieser „Standard"-Therapie anrichtet. Daher gebe ich meinen Patienten möglichst vorher diese Information zum Nachdenken mit auf den Weg.

Antibiotika sind sicherlich ein wichtiges, oft lebensrettendes Medikament.

Leider wird in der heutigen Zeit oft leichtsinnig mit der Verordnung umgegangen.

Das kann zu drei Problemen führen:

1. Zu einer Entwicklung der Resistenz gegen Antibiotika, so daß sie im Notfall nicht wirken. Das ist aus den Krankenhäusern zur Genüge bekannt.

2. Im Darm existiert eine physiologische Flora, die ein wichtiger Teil unseres Immunsystems ist. Mit Antibiotika wird diese Flora zerstört und es siedeln sich pathologische Keime an.

3. Im Körper haben wir einen Antagonismus zwischen Bakterien und Pilzen. Antibiotika sind gegen die Bakterien gerichtet. Das kann dann zu einer Wucherung der Pilze, zu einer Mykose führen, da diese keinen „Feind" mehr haben. Meistens im Darm oder im Urogenitalbereich.

Der Darm ist nicht nur lebenswichtig für die Verdauung - mit etwa 400 m^2 Oberfläche ist er gleichzeitig das größte körpereigene Immunorgan. Neben der Haut, der Darmschleimhaut und der Schleim-

156

schicht bildet die Darmflora die vierte wichtige Barriere gegenüber äußeren Einflüssen,

In der Zahnmedizin nimmt die Versorgung mit Implantaten immer mehr zu. Meistens werden als Infektionsschutz Antibiotika eingesetzt. Mit der Folge, dass das gesamte Immunsystem Darm geschädigt wird.

Mit Probiogast (2 Komponenten) können Sie durch das System aus einer Hefe (Saccharomyces boulardii), die gegenüber Antibiotika unempfindlich ist, Ihre Darmflora während der Einnahme unterstützen. Nach Beendigung der Antibiotikatherapie können Sie im Anschluss daran durch die zweite Komponente aus milchsäurebildenden Bakterien für ein gesundes Milieu sorgen, damit sich die physiologisch wichtige Flora wieder ansiedeln kann - sowohl im Dünndarm als auch im Dickdarm!

Empfehlung:

* Während der Einnahme des Antibiotikums (plus 3 Tage): Täglich 3 x 1 Kapsel Probiogast 1

* Danach (3 Tage warten) für mindestens 14 Tage: tägl 2 x 1 Kapsel Probiogast 2 jeweils mit etwas Flüssigkeit vor den Mahlzeiten.

* Diese beiden Mittel wirken auf die Gesundung der Dünndarm-Flora.

* Danach empfiehlt sich noch eine einmalige Behandlung mit Colibiogen Tropfen zur Revitalisierung der Dickdarm-Flora. Morgens vor der Mahlzeit: 1 Teelöffel

Bei einer starken Mykose (Pilzbesiedelung) sind zusätzliche Heilmittel notwendig.

Nebenwirkungen und Einschränkungen

Es ist ein großer Irrtum zu glauben, bei einer Einnahme der Homöopathika sei grundsätzlich nichts zu spüren.

Reaktionen, besonders bei den allgemein schwer therapierbaren chronischen Leiden sind möglich, quasi ein begrüßenswerter Fingerzeig des Körpers, dass er für feine Signale noch empfänglich ist. Die naturheilkundlichen Ärzte sind über eine derartige Antwort meist erfreut, denn es ist leichter, ein akutes Geschehen (als das könnte man die sogenannte Erstverschlimmerung bewerten) in den Griff zu bekommen als ein Leiden mit lang andauernder chronischer Vorgeschichte.

Wie soll sich der Patient verhalten?

Die empfohlene Dosis sollte auf ein bis zwei Tropfen oder Globuli reduziert werden, falls auch danach noch Reaktionen bei der Einnahme auftreten, setzt man das oder die Mittel ganz ab, um erst nach einer Karenzzeit die Einnahme erneut zu versuchen.

Ratsam ist es immer, die Mittel in viel Wasser einzunehmen. Soweit zu den möglichen Reaktionen.

Ein anderes Thema ist es wert, in diesem Buch abschließend erwähnt zu werden.

In den Köpfen vieler Patienten geistert noch immer eine irrige Vorstellung herum, besonders wenn eine lange, meist wenig hilfreiche Therapie mit nebenwirkungsbehafteten allopathischen Mitteln vorangegangen ist.

War man während dieser Phase bereit, den behandelnden Ärzten einiges nachzusehen, auch die vielfältigen Versuche, in denen immer wieder noch etwas anderes, oft ohne Erfolg, ausprobiert wurde, so wendet sich das Blatt meist abrupt, sobald so mancher Patient aus der Einheitsglocke der Kassenmedizin flüchtet und sich in die Hände der Naturheilkunde begibt.

Jetzt ist nicht mehr der Krankenschein als Verantwortungsabschiebebillet das Bindeglied zwischen Arzt und Patient, sondern es

geht an die eigene Brieftasche und vor allem an die eigene Verant-
wortung, da Krankenkassen und auch viele Privatversicherer dank
der Empfehlungen ihrer orthodoxen Berater die Zuschüsse verwei-
gern.

Die Toleranz, die man als Patient früher ausübte, findet sehr
schnell ihre Grenzen, wenn sich nicht möglichst bald etwas tut oder
ändert.

Damit sind wir bei einem anderen heiklen, wenn nicht sogar un-
sympathischen Aspekt der Heilkunde gelandet.

Krankheit, in welcher Form und zu welchem Zeitpunkt auch
immer, hat stets etwas mit dem Menschen selbst zu tun, den sie be-
fällt.

Krankheit besitzt eine Art Aufforderungscharakter, wach zu werden, hinzuschauen, aufzuhorchen, Altes in Frage zu stellen, Neues
in Angriff zu nehmen.

Es gilt, alte Geleise zu verlassen und neue Pfade zu betreten.

Alte, lieb gewordene Gewohnheiten gehören ins private Museum,
in die abgelegten Seiten des persönlichen Tagebuches und stehen
nicht mehr auf der aktuellen Tagesordnung.

Diese Anforderung der Krankheit, oder nennen wir es gleich
Schicksal, kollidiert mit dem Beharrungsvermögen des Einzelnen.

Homöopathika, insbesondere Konstitutionsmittel und Hochpotenzen, sind keine Bonbons oder Drinks, die man so beim Fernsehen, der Lektüre von Massenblättern, auf der Autofahrt oder beim
Heimwerken verkonsumiert, um dann in aller Blauäugigkeit und
Passivität die oder das Wunder zu erwarten.

Dazu gehört der persönliche Mut, gegebenenfalls schädliche,
nicht absolut lebenswichtige Allopathika, die die Wirkung der Homöopathika beeinträchtigen, versuchsweise zu reduzieren oder generell abzusetzen. Wer Angst vor Experimenten, so möchte ich es
einmal großzügig umschreiben, hat, wer fast blindgläubig und mei-
nungslos unsinnigen allopathischen Forderungen folgt, sollte ohne-

hin die Finger von der Homöopathie oder der Naturheilkunde lassen.

Menschen mit rheumatischen, gichtigen und arthritischen Beschwerden müssen ihre Ernährung grundlegend revidieren. Die großen Fleisch- und Wurstportionen sowie Kuchen und Süßigkeiten in allen Lebenslagen sind keine Basis für die Besserung der stets lautstark und wehleidig beklagten Symptome und Lebenseinschränkungen.

Des weiteren stellt das Rauchen ein fatales Hemmnis dar, denn der Mensch ist für die Aufnahme von Sauerstoff konzipiert und nicht für die Inhalation von blauem Dunst.

Nach meinen Erfahrungen ist die Wirkung der Homöopathika gerade bei Rauchern stark eingeschränkt. Es ist sinnlos, einem starken Raucher mit einer Schachtel Zigaretten am Tag mit Homöopathika etc helfen zu wollen.

Bei mykotischen Erkrankungen müssen die raffinierten Kohlenhydrate wie Zucker und Süßigkeiten vom Speisezettel verbannt werden.

Die Liste ließe sich beliebig fortsetzen.

Sämtliche Eigeninitiativen und auch die Einschränkungen / Änderungen gewohnter Lebenswege sind Opfer, in der Tat.

Es sind Opfer, die sich von den materiellen Gaben zur Versöhnung der Götter der menschlichen Frühkulturen oder des alttestamentarischen Gottes der Juden erheblich unterscheiden.

Aber ohne Opfer und Einsicht kann auch die Homöopathie keine Heilung erbringen, geschweige denn erzwingen.

160

Gedanken zum Abschluss

Dieses Buch ist wie alle Bücher dieser Welt unvollständig.

Bescheiden möchte ich sagen: Die Summe des Abgehandelten ist außerordentlich gering im Verhältnis zur Summe des Fehlenden.

Das stimmt auf der einen Seite traurig. Zum anderen enthält es für mich sowie für Sie, verehrte Leserin, verehrter Leser, die ungeheure Chance und Aufgabe (Aufgabe kommt von „sich aufgeben") sich auf die Suche nach den fehlenden Teilen dieser bescheidenen Schrift zu begeben.

Das Leben und die Welt enthalten so unendlich viele kleine Wunder, die sich dem suchenden Menschen offenbaren, wenn er den Mut hat, zu beginnen oder anzufangen.

Denn wie lautet doch das Sprichwort:

Höre nie auf anzufangen.

Informationen im Internet

Auf der Seite **www.drvolkmer.de** wird im Rahmen diverser Informationen zur Biologischen Zahn-Heilkunde auf viele Themenbereiche eingegangen, die den Rahmen dieses Buches sprengen würden.

Ein wenig wird dort auch die Sparte Phytotherapie (Pflanzenheilkunde) beleuchtet, denn sie erscheint für das Verständnis der Homöopathie im Sinne der von Paracelsus geprägten Signaturenlehre sehr wichtig. Schon aus der Form, dem Wachstumsort und der Gestalt der Pflanze kann der Kundige Informationen über das Wirkungsspektrum herausdestillieren.

Adressenverzeichnis und Arzneimittelfirmen

DHU Deutsche Homöopathische Union
Postfach 140, 76202 Karlsruhe

Heel Biologische Heilmittel GmbH
Dr.-Reckweg-Straße 2 - 4, 76532 Baden-Baden
www.heel.de

Infirmarius GmbH
Daimlerstr. 19 - 21, 73037 Göppingen
www.infirmarius.de

Kattwiga, Homöopathische Heilmittel,
Zur Grenze 30, Postfach 2567, 48514 Nordhorn
www.kattwiga.de

Laves-Arzneimittel GmbH
Barbarastr. 14, D-30952 Ronnenberg
www.laves-pharma.de

Luvos: Heilerde-Gesellschaft Luvos Just GmbH & Co KG
Otto-Hahn-Str. 23, 61382 Friedrichsdorf
www.luvos.de

magnet-activ GmbH, Biolog.-pharmaz. Präparate
Postfach 1380 Wiesloch

Meckel-Spenglersan GmbH
Steinfeldweg 13, 77815 Bühl
www.spenglersan.de

Nestmann Pharma GmbH
Weihenweg 17, 96199 Zapfendorf
www.nestmann.de

Pascoe pharamazeutische Präparate GmbH
Schiffenberger Weg 55, 35394 Giessen
www.pascoe.de

Pekana Naturheilmittel GmbH
Raiffeisenstr. 15, 88353 Kißlegg
www.pekana.de

Pflüger GmbH & Co KG, Homöopath. Laboratorium
Röntgenstr. 4, 33378 Rheda-Wiedenbrück
www.pflueger.de

Phönix Laboratorium GmbH
Benzstr. 10, 71149 Bondorf
www.phoenix-lab.de

Dr. Reckeweg & Co
Berliner Ring 32, 64625 Bensheim
www.reckeweg.de

Sanum-Kehlbeck GmbH & Co KG, Arzneimittelherstellung
Hasseler Steinweg 9 - 12, 27316 Hoya
www.sanum.com

Soluna Laboratorium Heilmittel GmbH
Artur-Proeller-Str.9, 86609 Donauwörth
www.lunasol.de

Staufen-Pharma
Bahnhofstr. 35, 73033 Göppingen

Team Cumpl-Dengler GbR (Vertrieb Zahnöl)
Im Stollberg 77, 73540 Heubach
www.cumpl.de

Truw-Arzneimittel Vertriebs GmbH
Postfach 1360, 47713 Krefeld
www.truw.de

Wala Heilmittel GmbH
73087 Eckwälden / Bad Boll
www.walaarzneimittel.de

Weleda AG
Möhlerstr. 3, 73525 Schwäbisch Gmünd
www.weleda.de
http://fachkreise.weleda.de

Weber & Weber GmbH
Herrschinger Str. 33, 82266 Inning Ammersee
www.weber-weber.de

Zusatz
Eine kleine homöopatische Haus- und Reiseapotheke liefert:

Volme Apotheke
Bahnhofstr. 3, 58579 Schalksmühle
Tel. 02355-6370, Fax 02355-3070

Literaturverzeichnis

Bach, E.: Blumen, die' durch die Seele heilen, Hugendubel, Mün chen 1999

Blome, G.: Mit Blumen heilen, Bauer-Verlag, Freiburg 1985

Dethlefsen, Th., Dahlke, R.: Krankheit als Weg, Bertelsmann-Verlag, München 1983

Döbereiner, W.: Astrologisch-homöopathische Erfahrungsbilder, Band 1 und 2, Heinrich Hugendubel Verlag, München 1988

Dorcsi, M.: Homöopathie heute, Rororo, 1992

Dorcsi, M.: Homöopathie Band 1 - 6, Hüthig Medizin, 1991, 1992, 1998

Enders, N.: Homöopathischer Hausschatz, Haug-Verlag, Heidelberg 1989

Gaisbauer, M.: Homöotherapie neurologischer Erkrankungen, Verlagsbuchhandlung J. Sonntag, Regensburg 1984

Gawlik, W.: Homöopathie und konventionelle Therapie

Gawlik, W.: Götter, Zauber und Arznei; Barthel & Barthel, 1994

Köhler, G.: Lehrbuch der Homöopathie, Hippokrates-Verlag, Stuttgart 1982

Proeller, H.: Das Therapiehandbuch der Solunate, edition insole

Reckeweg, H.-H.: Homoepathia Antihomotoxica, Aurelia-Verlag, Baden-Baden, 6. Aufl. 1999

Schleimer, J.: Salze des Lebens, Verlagsbuchhandlung J. Sonntag, Regensburg 1984

Scholten, Jan: Homöopathie und Minerale, Stichting Alonissos, Niederlande, 1996

Schramm, H.-J. u. a.: Homöopathie in der Diskussion, Verlag Grundlagen und Praxis, Leer 1979

Ullmann, Dana: Homöopathie - Die sanfte Heilkunst, Knaur TB, Reihe Alternativ Heilen, 1992

Volkmer, D.: Mars im Spiegel - Mythologisch-bißliche Betrachtungen, Books on Demand, 2008

Volkmer, D.: Amalgamitäten - Reflexionen über ein dunkles Material, CoMed-Verlag, z.Z. vergriffen

Volkmer, D.: Jenseits der Molaren - Zahnmedizin oder Zahn-Heilkunde, 2. Auflage, Books on Demand , 2008

Volkmer, D.: Herd, Focus, Störfeld, Books on Demand, 2005

Volkmer, D.: Wege zum Vegatest, Energetik-Verlag, Sulzbach 1992, z.Z. vergriffen

Volkmer, D.: Selbstmord mit Messer und Gabel, als E-Book bei Amazon erschienen

Volkmer, D.: Schmerztherapie und Biologische Zahnheilkunde, C0'MED Verlag, Sulzbach 1999, z.Z. vergriffen

Volkmer, D.:Homöopathie und Phytotherapie in der zahnärztlichen Praxis, Spitta-Verlag, 2013

Vonarburg, B.: Homöotanik, Farbige Arzneipflanzenführer der klassischen Homöopathie, Bd 1 - 4, Haug-Verlag, Heidelberg, 1996 - 2000

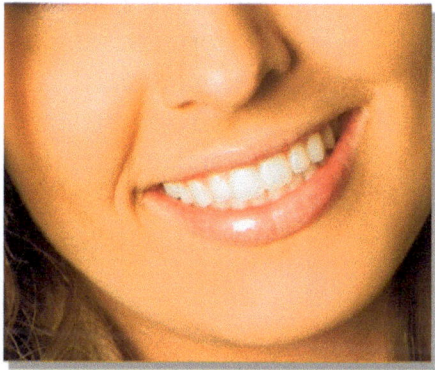

Dr. Dietrich Volkmer

Gesunde Zähne bis ins Alter

Sanfte Behandlung durch Biologische Zahn-Heilkunde

Als Ergänzung zum vorliegenden Buch

**Gesunde Zähne bis ins Alter
Erschienen 2016 bei Books on Demand
Viele Grafiken, z.T. farbig
ISBN 9783833498787, 184 Seiten, 18,50 Euro**

Weitere Titel des Autors

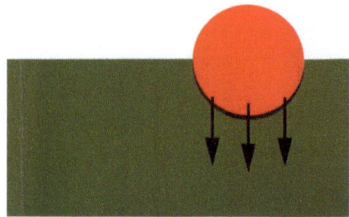

Dr. Dietrich Volkmer

**HERD
FOCUS
STÖRFELD**

Beiträge zu einem brennenden Thema

**Herd, Focus, Störfeld
Betrachtungen über ein bren-
nendes Thema**
Störfelder gibt es im gesamten
Organismus.
In diesem Buch werden sie be-
trachtet und erklärt

Verlag: Books on Demand

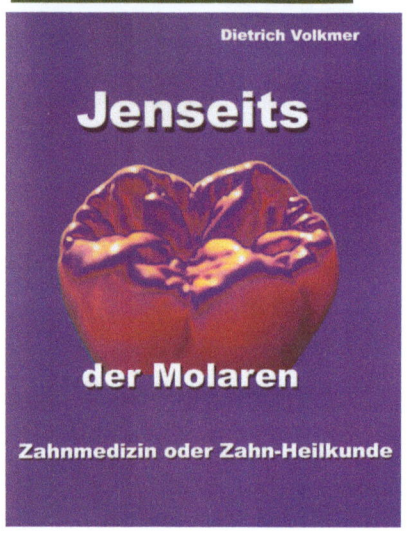

Dietrich Volkmer

Jenseits

der Molaren

Zahnmedizin oder Zahn-Heilkunde

**Jenseits der Molaren
Zahnmedizin oder
Zahn-Heilkunde**
Kritische Betrachtungen
Ein Buch zum Nachden-
ken

Verlag: Books on De-
mand

Näheres über diese Bücher unter
www.literatur.drvolkmer.de
Dort können vielfach die ersten Seiten durchgeblättert werden

168

Weitere Titel des Autors

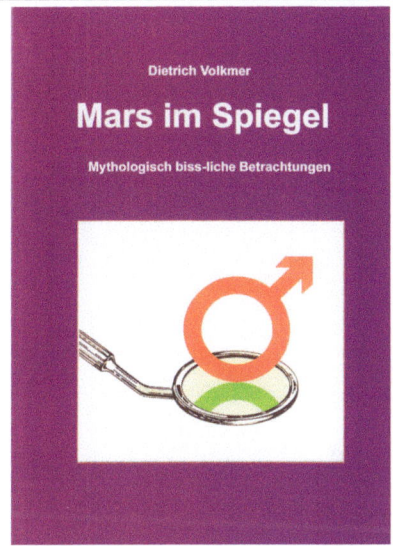

**Mars im Spiegel
Mythologisch-bissliche Betrachtungen**
Eine andere Sichtweise auf
das Gebiet der Zähne -
etwas für offene Menschen,
die Freude an Symbolik und
Hintergründigem haben

Verlag: Books on Demand

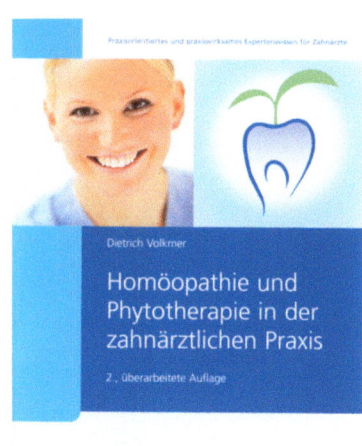

**Homöopathie und Phyto-
therapie in der zahnärztlichen Praxis**
Ein Buch für Fachleute und
Laien über eine andere
Sicht auf das Gebiet der
Zahn-Heilkunde. Es sollte
in keiner Zahnarzt-Praxis
fehlen

Spitta-Verlag

Näheres über diese Bücher unter
www.literatur.drvolkmer.de
Dort können vielfach die ersten Seiten durchgeblättert werden

Weitere Literatur zu den Themen

* Reisen
* Geschichte
* Religion
* Mythologie
* Philosophie

finden Sie auf den Seiten

www.literatur.drvolkmer.de

oder

www.buchtipps.drvolkmer.de